全国高等教育自学考试指定教材

护理教育导论

［含：护理教育导论自学考试大纲］

（2024 年版）

全国高等教育自学考试指导委员会　组编

主　　编　孙宏玉

编　　者　（按姓名汉语拼音排序）

董超群　耿荣梅　郭记敏　嵇　艳

孙宏玉　徐天梦　姚　娟　周　芳

北京大学医学出版社

HULI JIAOYU DAOLUN

图书在版编目（CIP）数据

护理教育导论 / 孙宏玉主编 . —北京：北京大学
医学出版社，2024.4（2024.11 重印）
ISBN 978-7-5659-3106-2

Ⅰ.①护…　Ⅱ.①孙…　Ⅲ.①护理学 - 高等教育 - 自
学考试 - 教材　Ⅳ.①R47

中国国家版本馆 CIP 数据核字（2024）第 050766 号

护理教育导论

主　　编：孙宏玉
出版发行：北京大学医学出版社
地　　址：（100191）北京市海淀区学院路 38 号　北京大学医学部院内
电　　话：发行部 010-82802230；图书邮购 010-82802495
网　　址：http://www.pumpress.com.cn
E-mail：booksale@bjmu.edu.cn
印　　刷：北京溢漾印刷有限公司
经　　销：新华书店
责任编辑：崔玲和　**责任校对：**靳新强　**责任印制：**李　啸
开　　本：787 mm×1092 mm　1/16　**印张：**11.75　**字数：**300 千字
版　　次：2024 年 4 月第 1 版　2024 年 11 月第 2 次印刷
书　　号：ISBN 978-7-5659-3106-2
定　　价：38.00 元

组编前言

21 世纪是一个变幻莫测的世纪，是一个催人奋进的时代。科学技术飞速发展，知识更替日新月异。希望、困惑、机遇、挑战，随时随地都有可能出现在每一个社会成员的生活之中。抓住机遇，寻求发展，迎接挑战，适应变化的制胜法宝就是学习——依靠自己学习、终身学习。

作为我国高等教育组成部分的自学考试，其职责就是在高等教育这个水平上倡导自学、鼓励自学、帮助自学、推动自学，为每一个自学者铺就成才之路。组织编写供读者学习的教材就是履行这个职责的重要环节。毫无疑问，这种教材应当适合自学，应当有利于学习者掌握和了解新知识、新信息，有利于学习者增强创新意识，培养实践能力，形成自学能力，也有利于学习者学以致用，解决实际工作中所遇到的问题。具有如此特点的书，我们虽然沿用了"教材"这个概念，但它与那种仅供教师讲、学生听，教师不讲、学生不懂，以"教"为中心的教科书相比，已经在内容安排、编写体例、行文风格等方面都大不相同了。希望读者对此有所了解，以便从一开始就树立起依靠自己学习的坚定信念，不断探索适合自己的学习方法，充分利用自己已有的知识基础和实际工作经验，最大限度地发挥自己的潜能，达成学习的目标。

欢迎读者提出意见和建议。

祝每一位读者自学成功。

全国高等教育自学考试指导委员会

2023 年 1 月

目　录

护理教育导论
自学考试大纲

全国高等教育自学考试指导委员会　制定

大纲前言

为了适应社会主义现代化建设事业的需要，鼓励自学成才，我国在 20 世纪 80 年代初建立了高等教育自学考试制度。高等教育自学考试是个人自学、社会助学和国家考试相结合的一种高等教育形式。应考者通过规定的专业考试课程并经思想品德鉴定达到毕业要求的，可获得毕业证书；国家承认学历并按照规定享有与普通高等学校毕业生同等的有关待遇。经过 40 多年的发展，高等教育自学考试为国家培养造就了大批专门人才。

课程自学考试大纲是规范自学者学习范围、要求和考试标准的文件。它是按照专业考试计划的要求，具体指导个人自学、社会助学、国家考试及编写教材的依据。

随着经济社会的快速发展，新的法律法规不断出台，科技成果不断涌现，原大纲中有些内容过时、知识陈旧。为更新教育观念，深化教学内容方式、考试制度、质量评价制度改革，使自学考试更好地提高人才培养的质量，各专业委员会按照专业考试计划的要求，对原课程自学考试大纲组织了修订或重编。

修订后的大纲，在层次上，本科参照一般普通高校本科水平，专科参照一般普通高校专科或高职院校的水平；修订后的大纲，在内容上，及时反映学科的发展变化，增补了自然科学和社会科学近年来研究的成果，对明显陈旧的内容进行了删减，以更好地指导应考者学习使用。

全国高等教育自学考试指导委员会

2023 年 12 月

I 课程性质与课程目标

一、课程性质和特点

"护理教育导论"是高等教育自学考试护理学专业（专升本）阶段的一门课程。该课程是为培养和检查自考者应具备的护理学专业教育的相关理论和教学能力而设置的。

通过本课程内容的学习，广大学生在了解教育学一般概念、护理学专业常用的教育学理论的基础上，能理解常用教育学基本原理的主要观点及护理学专业课程的设置原则；熟练掌握各种场景的教学方法与技巧、教学评估与评价方法，并能将其应用于护理学专业教学实践活动中。

二、课程目标

自考生应能了解有关护理教育的基本概念、护理教育及学科发展，深刻理解常用的教育学基本理论及其在护理教育中的应用；熟悉护理学专业课程设置、课程计划与教学大纲、常用的教学方法与技巧、护理学专业的临床教学特点、护理教学评估与评价方法等内容在护理学专业教育实践中的应用。其中，有关常用的教育学基本理论及其在护理教育中的应用、护理学专业课程设置及其在护理教育中的应用、护理学专业教学实践中常用的教学方法与技巧及护理教学评估与评价是本课程的重点内容，而有关教育学基本理论、课程设置以及教学评估与评价是本课程的学习难点。同时要求学习者能结合各层次的护理学专业教学活动及患者的健康教育活动选择有效的方法，以提高目前护理学专业教学和患者健康教育的质量。

Ⅱ 考核目标

本大纲在考核目标中，按照识记、领会和应用3个层次规定考生在学习后应达到的能力层次要求。3个能力层次是递进关系，各能力层次的含义是：

识记：要求考生知道本课程中有关内容的定义和概念，教育学基本理论，护理学专业课程的阶段、课程计划与课程大纲、常用的教学方法与技巧，临床教学的概念、内容，教学评估与评价的方法，正确区分课堂教学与临床教学采用的方法及教学评估与教学评价的概念、方法。

领会：要求考生在识记有关概念、原理的基础上，深刻理解常用的教育学理论和护理学专业课程设置，熟练掌握护理学专业常用的教学方法与技巧及护理教学的评估与评价方法。

应用：要求考生在领会的基础上，运用教育学的基本理论，护理学专业的课程设置、课程计划和课程大纲、常用的教学方法与技巧，以及护理教学评估与评价方法分析和解决护理学专业教育中的实际问题。

Ⅲ　课程内容与考核要求

第一章　绪　论

一、学习目的和要求

通过本章内容的学习，学生能够了解教育及教育学的产生及其简要发展过程，重点掌握教育的概念，理解教育的目的，解释教育的基本要素及其关系；重点掌握教学的概念及本质，理解教学与相关概念的关系；分析护理教育的基本特点，并能简要陈述中国护理教育的主要史实；了解美国护理教育体系；理解影响护理教育发展趋势的因素；识记护理教育的教学内容、教育任务，掌握主要研究方法。

二、课程内容

第一节　教育与教育学概述

教育与教育学的产生、发展阶段及特征；教育的概念；教育的目的；教育的基本要素及其关系；教学的概念；教育与教学的关系；当代教学的新观念；教育与社会的发展；教育与个体的发展。

第二节　护理教育及其学科发展

护理教育与护理教育学的概念；护理教育学与其他学科的关系；护理教育的基本特点；护理教育体系的结构；中国护理教育的发展与变革；国外护理教育的发展与变革；现代护理教育的发展趋势。

第三节　护理教育的研究范畴、任务与研究方法

护理教育的研究范畴；护理教育的教学内容；护理教育的任务；护理教育的研究方法；护理教育研究应遵循的伦理原则。

三、考核知识点与考核要求

第一节　教育与教育学概述

1. 识记：①教育的产生、发展阶段及特点；②教育学的概念及发展阶段；③教育目的；④教学的概念。

2. 领会：①教育的概念；②教育的基本要素及其关系；③教学的概念及本质；④教学与教育相关概念的关系；⑤教育与社会的发展；⑥教育与个体的发展。

3. 应用：分析当代教学的新观念。

第二节　护理教育及其学科发展

1. 识记：①护理教育的概念；②护理教育学的概念；③护理教育体系的结构；④中国护理教育发展中的重要史实；⑤国外护理发展中的重要史实；⑥中国护理教育体系的结构；⑦国外（美国）护理教育体系。

2. 领会：①护理教育学与护理学的关系；②护理教育学与心理学的关系；③护理教育的基本特点。

3. 应用：列举影响护理教育发展趋势的因素以及现代护理教育发展的变革。

第三节　护理教育的研究范畴、任务与研究方法

1. 识记：①护理教育的研究范畴；②护理教育的教学内容；③护理教育的任务；④实验法及其操作步骤；⑤统计法的概念。

2. 领会：①护理教育的研究过程；②科学的观察法的实施步骤；③调查法的概念及其研究步骤；④个案研究法的概念及其研究步骤；⑤护理教育研究应遵循的伦理原则。

3. 应用：针对护理教育问题，综合相关护理教育科研文献信息，形成问题解决方案。

第二章　护理教育基础理论

一、学习目的和要求

通过本章内容的学习，学生能够描述各个教育学基本原理的主要代表人物，解释各个教育学理论的主要观点；评价各个教育理论的优点、缺点；结合自身体会讨论各种教育学理论在护理教育中的应用价值；能合理地将所学的教育学理论应用在护理教育及健康教育的实践中。

二、课程内容

第一节　行为主义理论

行为主义理论的产生及主要代表人物；行为主义理论的主要观点；桑代克学习理论；斯金纳操作性条件反射理论；行为主义理论在护理教育中的应用。

第二节　认知理论

认知理论的产生及主要代表人物；认知及认知心理学的概念；认知心理学与行为主义心理学的主要区别；记忆与遗忘；布鲁纳的认知发现学习理论。

第三节　社会学习理论

社会学习理论的产生及主要代表人物；社会学习理论的主要观点；观察学习及其阶段；社会学习理论在护理教育中的应用。

第四节　人本主义理论

人本主义理论的产生及主要代表人物；人本主义理论的主要观点；罗杰斯学习理论的主要观点；人本主义理论在护理教育中的应用。

第五节　成人教育理论

成人教育理论的产生及主要代表人物；成人教育理论的主要观点；成人教育理论在护理教育中的应用。

第六节　合作学习理论

合作学习理论的产生及主要代表人物；合作学习理论的主要观点；合作学习理论在护理教育中的应用。

第七节　操作技能的教学原理

操作技能的概念与操作熟练特征；操作技能的教学；操作技能的教学目标；操作技能的教学原理在护理教育中的应用。

第八节　建构主义理论

建构主义理论的产生及主要代表人物；建构主义理论的主要观点及基本内容；建构主义理论在护理教育中的应用。

三、考核知识点与考核要求

第一节　行为主义理论

1. 识记：①行为主义理论的主要代表人物；②准备律、练习律、效果律的定义；③强化原则的基本形式；④强化物的种类；⑤强化程序的类型。

2. 领会：①行为主义理论的主要观点；②桑代克学习理论；③斯金纳操作性条件反射理论。

3. 应用：①评价行为主义理论在护理教育中的应用；②运用行为主义理论增强学习效果。

第二节　认知理论

1. 识记：①认知理论的主要代表人物；②认知的概念；③遗忘的规律。

2. 领会：①记忆的基本过程；②布鲁纳的认知发现学习理论。

3. 应用：①选择保持记忆、减少遗忘的方法；②将布鲁纳理论应用在护理教育中。

第三节　社会学习理论

1. 识记：①社会学习理论的主要代表人物；②社会学习的概念；③观察学习的4个阶段。

2. 领会：①社会学习理论的主要观点；②社会学习理论中强化的3种形式。

3. 应用：①将社会学习理论中的强化原则应用在护理教育中；②根据社会学习理论评价教师在护理教育中的作用。

第四节　人本主义理论

1. 识记：①人本主义理论的主要代表人物；②良好教育促进者的重要特征。

2. 领会：①人本主义理论的主要观点；②人本主义理论中关于学习的原则。

3. 应用：①根据人本主义理论评价教师在教育中的角色；②根据人本主义理论评价学生的学习能力。

第五节　成人教育理论

1. 识记：①成人教育理论的主要代表人物；②内容设计的定义；③过程设计的定义。

2. 领会：①成人教育模式与儿童教育模式的主要不同点；②成人教育模式的设计过程。

3. 应用：①根据成人教育理论评价成人护理教育的课程设置原则；②评价课程设计过程中，内容设计与课程设计的差异。

第六节 合作学习理论

1. 识记：①合作学习理论的主要代表人物；②合作学习的原则；③合作学习的概念。

2. 领会：①合作学习的特点。

3. 应用：①评价合作学习的4种学习设置类型在护理教育中的应用范围；②评价教师在合作学习中的作用。

第七节 操作技能的教学原理

1. 识记：①操作技能的概念；②操作熟练的特征；③人类动作技能的主要组成部分。

2. 领会：①操作技能的形成过程；②操作技能的练习；③操作技能的迁移；④操作技能的教学目标。

3. 应用：①讨论在护理教育中如何应用操作技能的教学原理与方法。

第八节 建构主义理论

1. 识记：①建构主义理论的主要代表人物；②建构主义学习环境的四大要素；③支架式教学。

2. 领会：①建构主义理论学习的方法；②建构主义理论下的教学模式。

3. 应用：①将建构主义理论应用在护理教育中。

第三章 护理学专业课程设置

一、学习目的与要求

通过本章内容的学习，学生能够了解课程的定义与发展，理解课程模式的类型和内容，识记课程设置的阶段。学生能掌握课程设置在护理教育中的应用以及护理专业课程的发展与改革，从而对护理专业课程设置有总体认识与了解。

二、课程内容

第一节 课程的定义与类型

课程的定义；课程在学校教育中的意义；课程的类型；课程类型在护理教育中的应用。

第二节 课程模式的类型与内容

系统模式；目标模式；过程模式；实践模式。

第三节 课程设置及其在护理教育中的应用

课程设置的阶段；护理学专业课程计划；课程大纲的制定。

第四节 护理学课程的发展与改革

课程发展与改革的背景；护理学课程的发展；护理学课程改革的趋势。

三、考核知识点与考核要求

第一节　课程的定义与类型

1. 识记：①课程的定义（广义、狭义）；②4种常见课程类型；③护理教育中3种常用的课程类型。

2. 领会：①课程在学校教育中的意义；②4种常见课程类型的特点；③护理教育中3种常用的课程类型的特点。

第二节　课程模式的类型与内容

1. 识记：①4种常见的课程模式；②目标模式中课程设置过程的4个方面；③教育目标的3个层次分类；④确定学校培养目标的3个依据；⑤教育目标的3个构成要素；⑥目标模式中教育目标的3个领域。

2. 领会：①确定教育目标的意义；②目标模式的实施过程；③教育目标各领域所包括的不同水平层次；④目标模式的优点与局限性；⑤目标模式与过程模式主要概念的比较；⑥过程模式中应具备的三方面原则。

3. 应用：①评价课程的效果；②评价某一学校的教育目标；③依照教育目标的3个领域制定教学目标。

第三节　课程设置及其在护理教育中的应用

1. 识记：①课程设置的4个阶段及其内容；②护理学课程计划的基本结构。

2. 领会：①课程设置4个阶段的关系；②课程计划的概念；③制定课程大纲应遵循的原则。

3. 应用：①制订护理学课程计划；②依照制定课程大纲的原则对某一课程大纲进行评价。

第四节　护理学课程的发展与改革

1. 领会：①课程发展与改革的背景；②护理学课程的发展；③护理学课程改革的趋势。

第四章　护理教学方法与技巧

一、学习目的与要求

通过本章节内容的学习，学生应了解护理学专业常用的教学方法与技巧及其特点；熟练掌握护理教育活动中常用的各种教学方法、教学技巧和辅助教学手段的使用情境，影响使用效果的因素；重点掌握各种教学方法、教学技巧和辅助教学手段的优缺点及促进教学效果的措施，从而在教学活动或患者健康教育实践中主动选择有效的方法。

二、课程内容

第一节　讲授法

讲授法的特点；制订讲授计划的过程；讲授过程；教育目标领域；增进讲授效果的措施。

第二节　小组教学法

小组的规模与性质；小组教学环境；小组的基本过程；组内交流和相互作用；教学小组的目的与目标；指导教师的角色功能；教学小组的主要类型；小组教学存在的共同问题及对策；增进教学效果的措施。

第三节　以问题为基础的教学法

以问题为基础的教学法的产生与发展；以问题为基础的教学法的操作过程；以问题为基础的教学法在护理教育中的应用。

第四节　以案例为导向的教学法

以案例为导向的教学法的产生与发展；以案例为导向的教学法的操作过程；以案例为导向的教学法在护理教育中的应用。

第五节　其他护理教学方法

开放式学习；个别辅导；咨询。

第六节　教学技巧

课堂提问；演示；模拟；角色扮演；小组教学常用的技巧；电化教学。

三、考核知识点与考核要求

第一节　讲授法

1. 识记：①教学方法的定义；②讲授法的概念；③影响讲授计划的因素；④布卢姆的教育目标分类理论。

2. 领会：①讲授法的特点及其优、缺点；②影响讲授计划的因素；③备课过程；④增进讲授效果的各种措施；⑤授课计划与教师备课笔记的区别；⑥教育目标24小时平均保持率。

3. 应用：①根据自定的题目，组织编写授课计划和教师的备课笔记；②按选择的题目组织讲授的内容，并进行讲授；③评价课堂讲授的效果。

第二节　小组教学法

1. 识记：①组的概念；②小组教学法涉及的4个主要范畴；③小组的产生、发展及需要经历的过程；④教学小组的主要类型及其特点。

2. 领会：①小组教学的功能；②影响小组教学的各种因素；③小组活动过程出现的各种现象；④小组不同交流方式的特点；⑤用于建立组员间和谐关系的技巧；⑥小组教学指导教师的各种角色；⑦在开展小组教学活动过程中通常出现的问题及其应对方法；⑧增进小组教学效果的各种措施。

3. 应用：①针对小组教学出现的问题，列举有效的应对措施；②采用小组教学法组织一次成功的小组教学活动；③评价某次小组教学活动。

第三节 以问题为基础的教学法

1. 识记：①以问题为基础的教学法的产生与发展；②以问题为基础的教学法的特点；③以问题为基础的教学法在护理教育中的积极意义。

2. 领会：①以问题为基础的教学法的教育目标及其模式；②以问题为基础的教学法的操作过程；③以问题为基础的教学法的教学步骤。

3. 应用：①讨论并分析比较以问题为基础的教学法与传统教学方法的不同点；②结合临床具体问题编写可供学生学习的大纲，正确开展以问题为基础的教学法；③结合开展以问题为基础的教学法的自身体会，描述实施过程的体会。

第四节 以案例为导向的教学法

1. 识记：①以案例为导向的教学法的产生与发展；②以案例为导向的教学法的特点；③以案例为导向的教学法在护理教育中的积极意义。

2. 领会：①以案例为导向的教学法的操作过程；②以案例为导向的教学法的教学步骤。

3. 应用：①讨论并分析比较以问题为基础的教学法与传统教学方法的不同点；②结合临床具体问题编写可供学生学习的大纲，正确开展以案例为导向的教学法；③结合开展以案例为导向的教学法的自身体会，描述实施过程的体会。

第五节 其他护理教学方法

1. 识记：①开放式学习的概念；②开放式学习的类型；③个别辅导的概念及目的；④咨询的概念。

2. 领会：①开放式学习的特点；②个别辅导教师的主要功能。

3. 应用：①结合学习者的需要，组织 1~2 种类型的开放式学习；②根据自己参与开放式学习的体会，分析其特点；③在实施个别辅导的教学实践中体现教师的主要功能。

第六节 教学技巧

1. 识记：①常用的教学技巧的特点；②常用的教学技巧的适用情景；③不同形式的电化教学手段。

2. 领会：①课堂提问、演示、模拟、角色扮演的特点；②增进课堂提问法和演示法效果的措施；③常用电化教学手段的有效使用。

3. 应用：根据教学需要选择有效的教学技巧与电化教学手段。

第五章 护理临床教学

一、学习目的和要求

通过本章内容的学习，学生能够描述临床教学的含义，识记临床教学的学习环境的组成，列举有助于临床学习的护理人员特征，讨论临床教师应该具备的角色功能，分析临床学习环境的组成对学生学习的影响，列举有助于学生学习的临床教师行为及不利于学生学习的临床教师行为，讨论临床学习环境应该具备的标准，介绍常用的临床教学方法。

二、课程内容

第一节　临床教学概述

临床教学的概念；临床教学的内容；临床教学在护理学专业教学中的作用。

第二节　临床学习环境

医院的临床学习环境；社区的临床学习环境；临床学习环境对学生心理的影响；临床教师的态度或行为对学生的影响。

第三节　临床教师的角色及其选择

临床教师的角色；临床教师的选择。

第四节　临床常用的教学方法

带教制；实习前、后讨论会；临床查房；专题报告及研讨会；其他临床教学方法。

三、考核知识点与考核要求

第一节　临床教学概述

1. 识记：临床教学的概念。

2. 领会：①临床教学的内容；②临床教学在护理学专业教学中的作用或意义。

第二节　临床学习环境

1. 识记：医院临床学习环境的组成。

2. 领会：临床学习环境对学生心理的影响。

3. 应用：举例说明临床教师态度或行为对学生的影响。

第三节　临床教师的角色及其选择

1. 识记：临床教师的角色。

2. 领会：临床教师的选择。

第四节　临床常用的教学方法

1. 识记：带教制的概念及具体实施。

2. 领会：①实习前、后讨论会；②临床查房。

3. 应用：列举带教制的优点、缺点。

第六章　护理教学评估与评价

一、学习目的与要求

通过本章节内容的学习，学生应了解教学评估与评价的发展及趋势、教学评估与评价在护理教育中的意义；熟练掌握教学评估的分类、教学评估的标准、教学评价模式、教学评价过程；重点掌握教学评估和评价的相关概念、常用的教学评估方法、临床能力评估、教学评价的分类、教学评价的内容、试卷编制、试卷的质量分析与评价。

二、课程内容

第一节　概述

教学评估与评价的相关概念；教学评估与评价的发展及趋势；教学评估与评价在护理教学中的意义。

第二节　教学评估

教学评估的分类；教学评估的标准；常用的教学评估方法；临床能力评估。

第三节　教学评价

教学评价的主要功能；教学评价模式；教学评价分类；教学评价过程；教学评价内容。

第四节　试卷编制及质量分析

试卷编制；试卷的质量分析与评价。

三、考核知识点与考核要求

第一节　概述

1. 识记：①教学评估和评价的相关概念；②教学评价的发展过程经历 3 个时期：教学评价产生和发展的萌芽期、教学评价的形成期和教学评价的发展期。

2. 领会：教学评估与评价在护理教育中的意义。

第二节　教学评估

1. 识记：①教学评估的分类；②常用的评估方法。

2. 领会：①科学的评估对护理教育具有鉴定、诊断、反馈、沟通、向导、激励、监督和决策的作用；②教学评估的标准；③临床能力评估的主要内容；④常用的临床能力评估方法——观察法、床边考核法、模拟考核法、计算机模拟考试、综合评定法；⑤影响临床能力评估的因素与控制方法。

3. 应用：①结合学习者需要，举例说明定量评估和定性评估。②能采用正确的方法对学生的临床能力进行评价。

第三节　教学评价

1. 识记：①教学评价的模式；②教学评价的分类；③教师教学质量的评价内容；④教师授课质量评价的内容。

2. 领会：①教学评价的功能；②教学评价的过程；③课程评价的内容。

3. 应用：①结合实际设计一门课程评价的主要内容框架。

第四节　试卷编制及质量分析

1. 识记：①主观性试题的评分方法；②客观性试题的类型；③试卷的难度、区分度。

2. 领会：①试卷编制的基本原则；②主观题的优点、缺点；③设计客观题试卷的注意事项；④试卷的效度、信度。

3. 应用：结合实例，对试卷质量进行简单的分析。

Ⅳ 有关说明与考核实施要求

为使本大纲的内容在个人自学、社会助学和考试命题中得到贯彻与落实，对有关问题作以下说明，并提出实施及应用的具体要求。

（一）课程自学考试大纲的目的和作用

课程自学考试大纲是根据专业自学考试计划的要求，结合自学考试的特点而确定的。其目的是对个人自学、社会助学和课程考试命题进行指导和规定。

课程自学考试大纲明确了课程学习的内容以及深度、广度，规定了课程自学考试的范围和标准。因此，它是编写自学考试教材和辅导书的依据，是社会助学组织进行自学辅导的依据，是自学者学习教材、掌握课程内容知识范围和程度的依据，也是进行自学考试命题的依据。

（二）课程自学考试大纲与教材的关系

课程自学考试大纲是进行学习和考核的依据，教材是学习掌握课程知识的基本内容与范围，教材的内容是大纲所规定的课程知识和内容的扩展与发挥。

大纲与教材所体现的课程内容基本一致；教材内容是大纲所规定的课程内容和考核知识点的具体化体现。

（三）关于自学教材

《护理教育导论》，全国高等教育自学考试指导委员会组编，孙宏玉主编，北京大学医学出版社出版，2024 年版。

（四）关于自学要求和自学方法的指导

本大纲的课程基本要求是依据专业考试计划和专业培养目标而确定的。课程基本要求还明确了课程的基本内容，以及对基本内容掌握的程度。基本要求中的知识点构成了课程内容的主体部分。因此，课程基本内容的掌握程度、课程考核知识点是高等教育自学考试考核的主要内容。

为了有效地指导个人自学和社会助学，本大纲已指明了课程的重点和难点，在章节的基本要求中一般也指明了章节内容的重点和难点。

本课程共 5 学分。

根据学习者是成人在职业余自学的特点，要求自考生：

1. 全面掌握教材内容 学习者必须认真通读本教材，系统掌握教材的内容，在阅读的基础上标记重点和难点内容，理解难点、掌握重点内容。自学者对于本教材中的重点、难点内容，应该举一反三地学习，并要善于结合自身的学习体会和教学经历领悟有关理论和实际应用情况。

2. 明确大纲要求 自考生应该仔细阅读、明确本课程自学考试大纲的具体要求，在系统学习教材内容的基础上，对应本课程自学考试大纲中各章节的具体要求进行学习，并且应用大纲的考核要求检查自学的效果。

3. 理论联系实际　在自学教材的过程中，注意结合自身的学习或教学经历领会相关的理论，掌握有关技巧和教学评估与评价方法，并能利用实践机会进行学习交流，分享学习成果，提高学习效率，加深学习效果。

（五）对考核内容和考核目标的说明

1. 本课程要求考生学习和掌握的知识点内容都作为考核的内容。课程中各章的内容均由若干知识点组成，在自学考试中成为考核知识点。因此，课程自学考试大纲中所规定的考试内容是以分解为考核知识点的方式给出的。由于各知识点在课程中的地位、作用以及知识自身的特点不同，自学考试将对各知识点分别按 3 个认知（或称能力）层次确定其考核要求。

2. 3 个能力层次从低到高用教育测量学的语言表述依次是：识记、领会、应用。

（六）关于考试命题的若干规定

1. 本课程采用闭卷考试，考试时间为 150 分钟，满分 100 分，60 分为及格。试题采用的题型有单项选择题、简答题、论述题等。

2. 根据本大纲所规定的考核知识点和考核要求确定考试范围和具体内容。考试命题内容要覆盖到各章，并适当突出重点章节，以加大重点内容的覆盖密度。

3. 合理安排试题的难易结构，难易度可分为易、中等、难 3 个等级，每份试卷中不同难易度试题分数的比例一般为 3∶4∶3。试题的难易度与能力层次的概念不同，在各能力层次中都会存在不同难易度的问题。

4. 本课程在试卷中对不同能力层次的分数比例一般为：识记占 35%，领会占 35%，应用占 30%。

附录 题型举例

一、单项选择题（每小题 2 分，在每小题列出的备选项中只有一项是最符合题目要求的，请将其选出。）

1. 建构主义学习理论认为，学生的学习是在自己原有的知识结构基础上进行学习理解的过程。在这个过程中，教师的角色是

   A. 引导者   B. 传授者   C. 帮助者   D. 指导者

2. 护理学课程计划的核心是

   A. 课程体系   B. 培养目标

   C. 课程设置   D. 教学安排和学时（学分）分配

二、简答题（每小题 6 分）

1. 简述以问题为基础的教学法中"问题"的特点。

2. 简述临床护理教师需要具备的能力。

三、论述题（每小题 10 分）

阐述如何应用桑代克的学习理论进行护理教学。

后 记

  《护理教育导论自学考试大纲》是根据《高等教育自学考试专业基本规范（2021年）》的要求，由全国高等教育自学考试指导委员会医药学类专业委员会组织制定的。

  全国高等教育自学考试指导委员会医药学类专业委员会对本大纲组织审稿，根据审稿会意见由编者做了修改，最后由医药学类专业委员会定稿。

  本大纲由北京大学医学部孙宏玉教授负责编写；参加审稿并提出审稿意见的有中南大学唐四元教授、潍坊医学院孟庆慧教授。

  对参与本大纲编写和审稿的各位专家表示感谢。

全国高等教育自学考试指导委员会

医药学类专业委员会

2023 年 12 月

全国高等教育自学考试指定教材

护理教育导论

全国高等教育自学考试指导委员会　组编

编者的话

本教材是根据全国高等教育自学考试指导委员会最新制定的《护理教育导论自学考试大纲》编写的自学考试指定教材。

在国家对健康事业发展提出新要求的大背景下，护理学专业关注生命全周期和健康全过程，这对培养新时代护理人才提出了挑战。护理学专业的发展离不开护理教育，加强教育学及教育心理学相关理论的学习、提高从事护理院校教育和临床教育人员的素质、重视临床教学基地的建设是发展我国护理学专业教育的基础。受全国高等教育自学考试指导委员会的委托，我们依据培养目标，参考国内外护理教育的最新资料，结合中国本土护理教育的实际，编写了本教材，力求结合教育学与教育心理学的主要理论、原理，护理教学与评价的基本内容及方法，帮助广大自主学习护理教育的同仁了解最新的护理教育理念和护理课程实践，提高教育科学理论素养，运用相关教育理论和方法开展教育科学研究的能力，促进我国护理教育与实践的发展。

本教材分为6章：第一章绪论，介绍教育与护理教育的基本概念，护理教育及其学科发展，护理教育的研究范畴、任务与研究方法；第二章护理教育基础理论，介绍了行为主义理论、认知理论、社会学习理论、人本主义理论、成人教育理论、合作学习理论、操作技能的教学原理、建构主义理论及其在护理教育中的应用；第三章护理学专业课程设置，介绍了课程的定义与类型，课程模式的类型与内容，课程设置及在护理教育中的应用，护理学课程的发展与改革；第四章护理教学方法与技巧，介绍了讲授法、小组教学法、以问题为基础的教学法、以案例为导向的教学法等常用的教学方法与技巧；第五章护理临床教学，介绍了临床教学概述、临床学习环境、临床教师的角色及其选择、临床常用的教学方法；第六章护理教学评估与评价，介绍了教学评估与评价相关概念、试卷的编制及质量分析等内容。

本教材的编写力求内容丰富，从理论到实践全面论述，深入浅出、通俗易懂、语言流畅、实用性强，适合于自考生学习。本教材是一本能够赋予一线护理教师和管理者进行教育教学实践与研究的指导性教材，不仅是高等教育自学考试护理学专业（专升本）考试的指定教材，而且可作为广大护理教育工作者，包括临床护理教育工作者的参考书，对帮助医护人员与患者及家属进行有效的健康教育指导活动也具有指导意义。

本教材的编写参考了广大读者特别是自学考试教师和学生的反馈意见，在充分体现内容与时俱进的同时，充分考虑了自学考试的要求和考生的实际学习需要。在此，我们特别感谢上一版教材的编者们为我们提供的基本框架和思路。主编与编者们虽已尽最大努力，反复斟酌、修改，但由于水平有限，教材中仍难免有疏漏与不当之处，恳请广大读者朋友批评指正！

孙宏玉

2023 年 12 月

第一章 绪 论

第一章数字资源

第一节 教育与教育学概述

护理教育学是护理学学科体系中一门新兴的交叉学科，它是将教育学、心理学的相关理论、方法、技术应用于护理教育领域，以研究护理教育现象与规律的学科。因此，学习护理教育学必须先了解什么是教育以及有关教育的一些基本概念。

一、教育的产生及发展演变

（一）教育的产生

教育是一种社会现象，是伴随人类社会的产生而同时出现的。人类在社会活动中积累了各种生活经验，获得许多生活常识，养成一些生活习惯。老一代人为了使新一代人更好地从事生产劳动和适应现有的生活，就需要将他们的劳动经验、劳动技能和社会生活规范等传授给下一代。这种传授社会生活、生产经验的精神活动就是教育活动。教育活动是一种培养人的社会活动，它的社会职能就是传递社会生产、生活知识和经验，促进新一代人的成长。教育是新一代人成长和社会生活延续与发展所不可缺少的手段，为任何人、任何社会所必需。从这种意义上说，教育是人类社会的永恒范畴，与人类社会共生存。

（二）教育的发展演变

教育是随着社会的发展而发展的。以教育在历史进程中所显示出来的不同特征为标志，可以将教育的发展划分为古代教育和现代教育两个基本阶段。

1. 古代教育　以学校教育的产生为界，可将古代教育划分为原始状态的教育和古代学校教育。

（1）原始状态的教育：在学校教育产生之间，人类的教育活动处于原始状态。这一时期教育的主要特征表现为：①生活化。原始状态的教育没有从社会生活中分化出来，教育与生产活动及政治、宗教、艺术等活动紧密相连，既没有专门的教育机构，也无专职从事教育的人员，教育活动融合于生产劳动过程和人们的日常生活中，是与生产劳动紧密相连的。在劳动中，老一代人向新一代人传授狩猎、捕鱼、制造工具等方面的经验和技术。到了氏族社会时期，随着生产力水平的提高，生产活动的内容发生了变化，如开始养殖牲畜、种植作物、建筑房屋等活动，关于生产活动知识的传授也逐渐增多和加深。此外，氏族社会有了公共事务、宗教和艺术活动，老一代人在这些活动中向新一代人传授礼节、风俗以及舞蹈、歌唱、角斗、射箭等方面的知识和经验。②无文字。原始状态的教育形式极为简单，没有文字和书籍，多以口口相传的形式将老一代人积累的知识、技能和经验传授给新一代人。

（2）古代学校教育：学校教育的产生标志着教育在其历史发展中出现了质的飞跃。学校教育是一定历史条件下的产物。其产生需要3个条件：一是脑体的分工。随着生产力的发展，社会出现了剩余产品，使得一些人有可能不去参加生产劳动，而专门从事生产管理、科学文化活动等精神活动。教育作为一种精神活动，是随着社会出现剩余产品、脑体分工而产生的。二是人们知识、经验、技能的积累。随着生产力的提高，人们在生产活动中积累了越来越多的知识、经验和技能，这就具备了教育的内容基础。社会发展需要将这些经验通过一定的途径传授给下一代，于是学校教育的产生成为必然。三是文字及相关文化工具的出现，为学校教育的产生提供了前提条件。根据可查证的资料，人类最早的学校出现在公元前2500年左右的埃及。我国的学校也有很悠久的历史，根据《礼记》等书的记载，在奴隶社会，夏朝已有名为"庠""序""校"的施教机构。到了殷商和西周，又有"学""瞽宗""辟雍""泮宫"等早期学校的设立。到了封建社会，学校教育得到了进一步的发展。在我国的封建社会里，学校分为官学、私学和半官半私的书院3种类型。

2. 现代教育　18世纪后半叶和19世纪前半叶，英国、法国等资本主义国家先后进行了工业革命。工业革命不仅标志着资本主义机器大工业生产代替了资本主义手工业生产，而且也促成了现代学校教育的产生。现代教育的实质是以适应社会生产需要为目的的多层次的教育体制。现代教育的基础是社会物质生产和现代文化、科学技术的发展，教育的中心任务是传授科学文化知识。

现代教育的基本特征是：①教育的生产性。现代教育与生产劳动、社会实践的密切结合是现代教育的基本特征。现代教育必须反映现代生产的要求，引导受教育者参加一定的劳动实践，使他们扩大生产知识，掌握现代生产技术，以培养适应现代生产需要的各种劳动力，教育的生产性日益增强。②教育的普及性。表现为学校教育逐步普及，义务教育年限逐渐延长。学校教育不再为少数人服务，而是逐渐走向大众化。③教育的科学性。现代教育强调内容的科学化、实用性及教育手段的现代化和教育形式的多样化。其教育的形式既包括了新一代人的教育，又包括了成人的再教育；既有普通学校的基础教育，又有各种形式的职业技术教育；既有严格学制的高等教育，又有灵活多样的高等继续教育。现代化信息技术和设施引入教育和教学领域，被有机地整合到教育过程以及学科教学中，改变了传统的教育技术和手段。④教育的制度性。现代教育制度逐步完善。学校制度、课程设置、考试制度等顺应现代教育的形势而产生，促使现代教育向制度化的方向发展。⑤教育的终身性。现代教育不再局限于学龄阶段，而是贯穿人的一生，着眼于创造一个适合于终身学习的社会，满足不同年龄段的受教育者的教育需求。面向未来，现代教育正向着终身教育的方向迈进。

（三）教育学及其发展

教育学是研究教育现象、提示教育规律的科学。作为研究教育实践经验、分析教育现象、提示教育规律的教育科学和其他社会科学一样，也是产生于人类社会生活实践，是人类社会发展到一定历史阶段的产物。

教育学自产生以来，经历了以下 4 个发展阶段。

1. 教育学萌芽阶段　自人类步入奴隶社会，由于学校的产生，教育实践的发展，人们开始对教育实践中积累的经验进行概括和总结，例如，中国的孔子、孟子、荀子和朱熹等，西方的柏拉图、亚里士多德等都对教育问题进行了大量的探讨，提出了许多具有重要价值的教育观点和教育主张，为人类积累了丰富的教育遗产。中国古代的《学记》是世界上最早的一部教育专著，它高度概括了中国古代的教育思想和教育经验，至今仍有其指导意义。但是，由于历史条件的限制，此时的教育尚未形成独立的体系，仅以某种教育思想的形式与政治、哲学、伦理、文化及宗教等交织在一起。这些总结与概括也往往停留在现象、经验的描述，形象的比喻和简单形式逻辑的推理上，因而不可避免地带有主观随意性。

2. 独立形态教育学的产生阶段　从欧洲文艺复兴起，教育学逐渐从哲学中分化出来，进入一个新的发展阶段。期间，捷克著名的教育家夸美纽斯（Johann Amos Comenius）和德国教育学家赫尔巴特（Johann Friedrich Herbart）做出了卓越的贡献。夸美纽斯的《大教学论》（1632 年）对教育的目的、作用、组织方法，特别是班级授课制以及教学原则和方法等做了比较系统的阐述，建立了适合学生年龄特征的学校教育制度，规定了广泛的教学内容，标志着教育学成为一门独立的学科。之后，赫尔巴特的《普通教育学》（1806 年）以心理学、伦理学为基础，全面阐述了教育、教学问题，提出了教学的教育性原则和教学阶段理论，进一步使教育学系统化。

19 世纪中叶，历史唯物主义与辩证唯物主义产生，不仅为科学教育学的建立提供了世界观与方法论的指导，而且对教育学中的一些根本问题，诸如教育的社会性质与作用、教育与人的发展以及教育与其他社会现象之间的关系等，给出了科学的回答，使教育学真正成为一门科学。

3. 教育学的多元化发展阶段　第二次世界大战后，科学技术的发展呈现出高度分化、高度整体化、综合化的新趋势。教育学与心理学、社会学、经济学和系统论等科学的联系日益紧密，促使教育学的理论背景、学科体系发生分化，产生了许多新的交叉学科与分支学科。随着社会的发展，在社会结构多元化、生活方式多元化、思想观念多元化的影响下，现代教育学的发展也形成了立体、交叉的学科网络结构及多元化的研究和发展格局。

二、有关教育的基本概念

（一）教育的概念

1. 有关教育的表述　教育是什么，自人类社会产生教育以来，人们就对其有不同的解释和说明。在我国古代典籍中就有诸多的描述，如《中庸》中有"修道之谓教"的记载。《荀子·修身》中"以善先人者谓之教"。《说文解字》对"教育"二字的解说是"教，上所施，下所效也"，"育，养子使作善也"。从上述材料看，我国古代学者赋予"教"字之意是教育者的教诲和受教育者的效仿。"育"字之意是受教育者在教育者的引导下向好的方面发展。在西方，教育"Education"一词由拉丁语而来，具有引发、引导之意，意为采用一定的手段，把某种本来就潜藏于人身上的东西引导出来，从一种潜质转变为现实。后来，捷克著名教育家夸美纽斯提出"教育在于发展健全的个人"。法国 18 世纪启蒙思想家、教育家卢梭（Jean·Jacques Rousseau）也提出"植物是由培栽而成，人是由教育而成""教育应当依照儿童自然发展的程序，培养儿童所固有的观察、思维和感受的能力"。瑞士资产阶级民主主义教育家裴斯塔洛齐（Johan Heinrich Pestalozzi）认为教育就是"依照自然的法则，发展儿童道德、智慧和身体各方面的能力"。美国实用主义教育家杜威（John Pewey）则提出"教育即生活""教育即生长"等观点。这些说法，尽管出发点和侧重点不同，但他们的表述都集中在一个基本的共同点上，那就是都把教育看作培养人的活动，是促进人身心发展的过程。

2. 教育的定义　给教育下定义是对教育现象理性认识的开始。一般来说，人们是从两个不同的角度给教育下定义的，一个是社会的角度，另一个是个体的角度。

从社会的角度来定义教育，有广义和狭义之分。从广义上说，凡是增进人们的知识和技能、影响人们的思想观念（品德）的活动，都是教育；狭义的教育主要指学校教育，其涵义是教育者根据一定社会（或阶级）的要求，有目的、有计划、有组织地对受教育者的身心施加影响，把他们培养成为一定社会（或阶级）所需要的人的活动。狭义的教育主要是指教育成为独立社会活动形式以后的教育，它的特征是：第一，受教育的对象主要是新生一代，即儿童、青少年；第二，有专门受过专业训练的教育者，主要是专业教师；第三，是有目的、有计划、有组织地影响青少年一代的活动，这种活动主要在学校进行。

从个体的角度来定义教育，往往把教育等同于个体的学习或发展过程。定义的出发点和基础是"学习"和"学习者"，而不是社会的一般要求，侧重于教育过程中个体各种心理需要的满足及心理品质的发展。

这两种定义从不同的方面揭示了教育活动的某些属性，对于理解教育活动的特征都是有价值的。但是，这两种定义也存在着各种缺陷。单纯从社会的角度来定义教育，往往会把教育看作一种外在的强制过程，忽略个体内在的需求和身心发展水平在教育活动中的重要作用；而如果单纯从个体的角度来定义教育，又会忽略社会因素和社会要求在教育活动中的巨大影响。

综合以上分析，教育可定义为在一定的社会背景下发生的促进个体的社会化和社会的个性化的实践活动。这个定义首先描述了教育的实践性，即教育这个概念首先指的是某一类型的实践活动。作为一种实践活动，教育必须有明确的目的。没有明确的目的，偶然发生的外界对个体发展的影响就不能称为教育。其次，这个定义把教育看作双向建构的过程：一方面是"个体的社会化"，另一方面是"社会的个性化"。个体的社会化是指根据一定社会的要求，把个体培养成为符合社会发展需要的，具有一定态度、情感、知识、技能和信仰结构的人；社会的个性化是指把社会的各种观念、制度和行为方式内化到需要、兴趣和素质各不相同的个体身上，从而形成他们独特的个性心理结构。这两个过程是互为前提、密不可分的。再次，这个定义强调了教育活动的"动力性"，即教育活动要在个体社会化和社会个体化的过程中起到一种"促进"或"加速"的作用。也就是说，教育与一组特殊的条件相联系，如明确的教育目的、精心选择的课程、有专门知识和专业培训的教师、良好的校园环境等。最后，这个定义强调教育行为发生的社会背景，强调教育与一定社会政治、经济、文化等条件之间的联系，从而说明教育活动具有的社会性、历史性和文化性特征。不同的社会制度、不同的历史时期、不同的文化传统会产生不同的教育思想体系、制度体系和活动体系。

（二）教育的目的

教育的目的是指社会对教育所要造就的社会个体的质量、规格的总的设想或规定。教育活动是自觉的、有目的的活动。在进行教育活动之前，教育者对于要把受教育者培养成什么样的人，在观念上已经有了预期的设想。教育活动就是要引导受教育者发生预期的变化，形成他们的个性，使其成为合乎社会需要的人。我国的教育目的是培养品德、智力、体质、审美、劳动等方面全面发展的人。马克思主义关于人全面发展的学说包括3个层次的含义：第一层次是人的身体和精神的全面发展。教育可通过智育、美育、德育和体育等促进个体身体素质和心理素质的发展。第二层次是人的活动能力和潜能的充分发挥。要求教育活动尽可能地促进受教育者多方面的发展，开发其潜能。第三层次是个体与社会的协调统一和全面发展。教育过程必须处理好全面发展和自由发展的关系，让全体成员的才能都得到全面发展。教育学所研究的是社会总体的教育目的。我国目前推行素质教育，马克思主义关于人全面发展的学说为素质教育的目标提供了理论框架。素质教育的目标是要培养年轻一代不仅有健康的体魄、较高的智力和多方面的劳动能力，而且有广阔的胸怀和较高的道德水准，学会关心他人，善于与他人交流与合作，有创新能力和开拓精神等。总之，素质教育强调受教育者在德、智、体、美、劳和心理诸方面有较高的发展。

（三）教育的基本要素及其关系

任何教育活动都有4个基本要素，即教育者、受教育者、教育内容和教育手段。

1. **教育者** 凡是对受教育者在知识、技能、思想和品德等方面起到教育和影响作用的人，都可称为教育者。家庭是人们受教育的重要场所，父母是子女的第一教育者。但自学校教育产生以来，教育者主要是指教师及其他教育工作者。

2. **受教育者** 指在各种教育活动中从事学习的人，既包括学校中学习的儿童和青少年，又包括成人教育中的成人学生。受教育者是教育的对象，是学习的主体，也是构成教育活动的基本要素。

3. **教育内容** 是教育者用来作用于受教育者的影响物，它是根据教育的目的，经过选择和加工的影响物。在学校教育中主要体现为教学计划、教学大纲和教材。

4. **教育手段** 指教育者将教育内容传递给受教育者时所采取的方式和方法，既包括教育者在教育过程中所采用的教学方式和方法（如讲授、演示和练习），又包括在教学过程中所运用的一切物质条件（如教具、实验器材和电教器材）。

在教育的4个基本要素中，主要是教育者和受教育者的关系，其在教育活动中表现为教与学的关系。教包含两层意思：即传授知识、传播思想以及教给学生学习的方法。学也包含两层意思：即接受并吸收知识、思想以及掌握学习方法。教育过程是受教育者将教育内容向自己内在转化的过程，受教育者是教育活动的主体。而教育者决定教育的内容、所采用的教育方式，并在很大程度上影响着受教育者的学习兴趣和学习习惯，教育者在教育过程中处于主导地位。

（四）教育与教学

1. **教学的概念** 教学是指教师引起、维持、促进学生学习的所有行为方式。教学是教师行为，这些行为包括主要教师行为和辅助教师行为两个部分。主要教师行为包括教师的呈示、对话与辅导；辅助教师行为包括激发动机、期望效应、课堂交流和课堂管理等。在这个定义中，教学的本质包含3个方面。第一，教学是一种教育活动，它指向教师的行为，教师是教育者，由教师引发的教学活动具有明显的教育性功能；第二，教学是一种认识活动，教师的行为目的在于引起学生的学习，在这种活动中，学生是学习者，教学的重要目的就在于促进学生在认知、技能和情感态度等方面的发展；第三，教学是一种交往活动，教师的行为和学生的行为有着内在的联系，这种联系来源于教师和学生的交往，他们互通教育信息、教学相长。

2. 教学与教育相关概念的关系

（1）教学与教育：教学与教育既相互联系，又相互区别，两者是部分和整体的关系。教育包括教学，教学是学校进行全面教育的一个基本途径。除教学外，学校还通过课外活动、生产劳动、社会实践等途径对学生进行教育。

（2）教学和智育：智育是向受教育者传授系统的科学文化知识和技能，专门发展受教育者智力的教育活动，它是教育的一个组成部分。教学是智育的主要途径，但却不是唯一的途径，智育也需要课外活动等途径才能全面实现；教学要完成智育任务，但智育却不是教学的唯一任务，教学也要完成德育、体育、美育及劳动技术教育的任务。

3. 当代教学的新观念

（1）从重视教师向重视学生转变：随着教育的发展，人们认识到教师并不是支配课堂教学活动的权威，学生虽然是教育的对象，但却是学习活动的主体和主人。因此，研究学生身心发展的规律以及学生在课堂情景中的学习规律，并遵循这些规律组织、安排教学成为被普遍接受的教学观念和教学行为。

（2）从重视知识传授向重视能力和素质的培养转变：当代社会，由于科学技术的飞速发展，使知识经验陈旧周期加快，重视知识传授的教学观受到了挑战。因此，教学的主要任务不再只是知识的传授，而是学生能力和素质的培养，即着重培养学生学习、掌握和更新知识的能力，培养学生适应未来的综合素质。

（3）从重视"教"向重视"学"转变：教学过程实质上应该是学生主动学习的过程，这样的认识已被越来越多的人所接受，教学设计的实质是学生学习目标、学习内容、学习方法、学习辅导手段以及学习评价的设计。目前，影响较大的各种教学方法，如问题解决法、发现学习法等无不渗透出重视"学"的精神和理念。

（4）从重视认知向重视发展转变：随着社会的发展，人们认识到知识甚至智力并不是影响人生成功与否的重要因素，最重要的因素是人的情感和人格健康发展，同时在教学中，重视学生身体、认知和情感全面而和谐地发展，促进新一代青年人格的健康发展成了现代教学观念的基本精神。

（5）从重视结果向重视过程转变：在现代社会，人们意识到教学结果是重要的，但更重要的是教学过程中学生的切身体验，学生的认知体验、情感体验和道德体验等决定着教学的最终结果。

（6）从重视继承向重视创新转变：在现代社会，人们认为教学的重要功能是创造文化，学生的主要任务就是通过掌握知识经验，形成创造文化和创新生活的能力。无论是重视学生、重视能力、重视学法，还是重视发展、重视过程，都是重视创新的体现。

三、教育的功能

教育是一种培养人的社会活动，这一定义揭示了教育具有两大功能——促进人的发展和促进社会的发展。这两大功能在本质上是统一的。人的发展、社会的发展与教育的关系问题是教育学的基本问题，同样也是教育的理论基础。

（一）教育与社会的发展

作为社会大系统中子系统之一的教育，是随着人类社会的产生而产生，随着人类社会的发展而发展的。人类社会中教育的发展水平是该社会诸方面因素综合作用的结果。

1. 教育与社会物质生产　教育与社会物质生产的关系表现在以下 2 个方面。

（1）社会物质生产制约教育的发展：首先，教育事业的发展必须建立在一定的物质基础上，社会的物质生产为护理教育提供了人力、物力和财力等基础性条件，从而直接影响并制约着护理教育发展的规模与速度，这表现在社会物质生产水平决定了一个社会所能提供的可能接受教育的人口的数量以及制约着一个国家在教育经费方面的支付能力。其次，社会物质生产制约人才培养的规格和教育结构。社会物质生产发展过程也是对人的素质要求不断提高的过程。这就要求经由教育培养出来的人才要能适应新的物质生产水平，掌握社会生产所需要的知识与技能，满足社会发展对不同领域、不同层次人才的需要，这必然带来人才培养规格和教育结构上的变化。最后，社会物质生产促进教学内容、设备和手段的发展。社会物质生产的发展必然推动科学技术的发展，使得人们对周围世界及人类自身的认识日益丰富，日渐系统化、理论化，教育教学的内容也必然随之不断丰富、更新；同时，社会物质发展还为教育提供了充足的物质设备及现代化水平，如教室、实验室、图书资料和教学仪器设备，它们的质量和蕴涵其中的技术水平均受制约于社会物质发展的总体水平。

（2）教育对社会物质生产具有促进作用：首先，实现社会劳动力再生产和提高人的劳动能力是通过教育实现的。人的劳动能力不是与生俱有的，而是通过教育和训练而达成的。其次，教育保护和稳定社会生产力水平。人作为劳动力，主要取决于参加生产劳动时的智力、体力和身心健康状态，教育的功能之一就是促进人的德智体美劳全面发展，促进个体身心健康的实现。最后，教育实现社会科学文化知识再生产和科学技术创新。人类在参与社会实践的活动中，总结和积累了丰富的生产经验，形成了各学科理论和技术体系，而要把已获得的知识和经验继承和发展下去，就必须通过教育活动进行科学知识的创造性和发展性的再生产。

2. 教育与社会文化　文化是指人类社会在一定物质资料生产方式基础上进行的创造精神财富的活动及其成果，包括传播这些精神财富的活动及其手段，还包含了一定的时代与社会中各民族或阶级在长期的社会实践中形成的群体特性、传统、风俗习惯及行为方式等。

（1）文化对教育具有制约作用：社会文化构成并不断丰富着教育的内容，影响教育的目的，更新教育方法、手段和组织形式，改变学校教师在教学中的地位和作用，提高社会对教育的需求，加强教育与社会的联系。

（2）教育具有文化功能：教育传递、保存、传播、交流和更新文化，普及社会科学知识，改变人们的生活方式，进而影响文化的结构和内容，创造新的文化。人既是社会文化的产物，同时又是社会文化的创造者，现代社会的教育把创造性人才的培养作为核心目标，同时教育本身也发挥着文化创造功能，因为教育家及教育工作者提出新的教育思想、理念、学说是社会总体文化创造的一个有机组成部分，其所创造发明的新的科学技术成果更是对社会文化的充实、更新和发展。

（二）教育与个体的发展

相对于教育的社会功能来说，教育对于个体发展的功能是其更为直接和内在的功能。个体发展过程包含两个侧面：一是个体社会适应性的发展，二是个体个性的发展。

1. 教育促进个体社会适应性的发展　社会适应性是个体发展的一个重要侧面。人是一切社会关系的总和，人的发展要由其所处的社会历史条件及整个社会所达到的发展水平所决定。一个新生个体总要逐步成长为担任一定社会角色、参与一定社会活动并承担一定社会责任的社会成员，这一过程就是所谓的"人的社会化"过程。人的社会化是个体按照一定社会的要求塑造自己、寻求社会认同、变为社会合格成员的过程。教育在这一过程中起着重要作用，主要表现为：形成个体系统的文化知识，开发个体的一般智能，按照社会认可的规范形成个体系统化的价值观念体系，为个体从事某种社会职业做好所需知识、能力等方面的准备。

2. 教育促进个体个性的发展　个性是指个人的意识倾向和独特的心理特性的总和。教育不仅是为社会的进步、经济的繁荣、科技的发展培养人才，更是为了人类自身的发展，为了每个人个性的全面、自由发展。因此，教育在促进个体社会适应性发展的同时，更应重视个体的个性发展。人的个性的全面、自由发展是当今社会的理想目标，也是现代教育功能的本质回归，现代教育要为人的个性的全面、自由发展提供更加便利的条件。

第二节　护理教育及其学科发展

护理教育是在护理学领域开展的教育活动，伴随护理模式的转变、人类健康意识的提高和护理教育发展的需求应运而生，把教育学、教育心理学等学科理论应用于护理教育实践，用以指导护理教育工作者按照教育科学规律来组织护理教育教学的实践活动。

一、基本概念

（一）护理教育与护理教育学

1. 护理教育的概念　护理教育是指为护理学科培养具有丰富的医学、人文学、护理学等知识，并能为人类健康服务的专业人才的活动。就社会系统而言，护理教育的性质与教育的性质是一致的，属于社会意识的传递系统。就整个教育系统而言，护理教育是一种培养护理人才的专业教育活动。学生接受这种教育的直接目的是为今后从事护理工作做好准备。护理教育是具有很强实践性的教育，是一种护理院校与医院临床密切结合、共同完成的教育。

2. 护理教育学的概念　护理教育学是护理学与教育学相结合而形成的一门交叉学科，

是研究护理教育现象，揭示护理教育发生、发展的客观规律，丰富和发展护理教育理论，从而科学地指导护理教育实践，更好地促进护理学科发展和为人类健康服务。护理教育学的形成与发展对于培养护理人才、提高护理教育质量、推动护理教育事业的发展具有重要的现实意义，同时也对提高临床护理质量发挥着积极的作用。

（二）护理教育学与其他学科的关系

1. 护理教育学与教育学的关系　教育学研究的是教育活动的一般的、共同的规律，对教育实践具有普遍的指导意义。护理教育学则是以护理教育现象与活动为研究对象，揭示护理教育的特殊规律，研究护理教育中的特殊问题，探索护理教育的结构、职能、过程及内容、教学方法与组织形式，教学管理研究的特殊规律与原则。因而，它和教育学的关系是一般与特殊的关系。

2. 护理教育学与护理学的关系　护理学是研究促进正常人健康、减轻患者痛苦，保护危重患者生命的护理理论、技术及其发展规律的应用学科。护理学的理论和技术构成了护理教育学的基本内容，未来或现在的护理工作人员构成了护理教育的基本对象。护理教育学研究的是护理学实践领域中一类特殊的现象和活动，因而护理学与护理教育学是包含关系。护理教育学的研究一方面进一步丰富了护理学科的理论体系，拓宽了护理学研究的领域；另一方面，也推动了护理教育从经验教学转向现代系统科学、教育学及心理学理论指导下的科学化教学的进程。

3. 护理教育学与心理学的关系　心理学是人类了解自身心理现象的一门科学，主要是研究和探索人脑的心理功能和人的行为规律的科学。心理学的研究及其成果为教育人、培养人的工作提供依据，尤其是教育心理学直接研究教育情境中教与学双方的基本心理活动规律，它的许多研究成果、研究方法都有助于人们科学地认识和解决护理教育实践中的一些问题。心理学是护理教育学的重要科学基础，在解决护理教育问题，解释、说明护理教育现象，预测、控制护理教育效果等方面发挥着重要作用。

二、护理教育的基本特点

护理教育是建立在普通教育的基础上，以培养护理人才为目标的专业教育。一方面，护理教育与普通教育一样，都具有教育的基本属性；另一方面，由于专业性质的不同和教育对象的特殊性，使得护理教育又具有区别于普通教育及其他专业教育的固有特点。

1. 护理教育以培养各层次护理专门人才为目标　护理教育是以培养各层次护理专门人才为目标，为国家医药卫生事业发展服务的。因此，护理教育的规模、结构、层次乃至教学内容等都受到社会政治、经济、文化和科学发展水平的影响，是根据国家卫生保健事业的发展而确定的。近年来，随着社会对高级护理人才的需求及社会保健意识的增强，高等护理教育的发展和改革已开始在护理教育中占据重要的地位。

2. 护理教育对象年龄层次的多样性　一方面，高等护理教育在历史发展中曾中断一个时期，直至20世纪80年代才逐步恢复，因此护理教育对象中，除在校学习的青年学生外，还有相当一部分处于成年期的学生。他们大多已从事护理工作多年，身心发展已基本成熟，对社会、人生及职业有较为稳定的观点，随着护理学科的发展和社会对健康需求的提升，他们需要进一步学习以提高自我的专业知识和技能，来适应社会发展对护理从业人员的要求。另一方面，护理学是实践性很强的应用学科，护理从业人员也需要终身学习，以应对临床不断发展的技术更新与设备迭代的工作要求。因此，相对于从中学毕业直接进入护理院校学习的学生而言，具有一定工作经验的各个年龄层次的成年人也始终是护理教育对象，他们学习目的明确，有较强的责任心和独立性，但由于他们在承担学生角色的同时还承担了妻子、母亲、护士等社会角色，担负着这些角色的责任和义务，因此，在学习过程中，感受到的压力比一般青年学生要大。

3. 护理教育内容的综合性、整体性　随着医学模式的转变和整体护理思想的确立，护理的目标已指向使护理对象不仅在身体方面，而且在心理、社会各方面都能达到健康安定的状态。要实现这一目标，护理工作者就必须具备多方面的知识。这就要求护理教育的内容更为广泛、丰富，除必须掌握医学基础知识、护理专业知识外，还必须学习心理学、管理学、教育学、社会学、伦理学及美学等社会和人文科学知识，以更好地维护和促进人类健康。

4. 护理教育方法的多样性、复杂性　护理工作的对象是人，护理学是关于人类生命与健康的科学。在教学过程中，许多护理知识与技能的学习必须通过对患者的直接护理行为来体现。限于目前我国科学技术发展水平，其中除了一部分可以用模型替代外，还有一部分只能在学习者身上进行练习。另外，还有相当一部分的教学内容需要通过临床见习和实习，学生方能获得感性认识，达到掌握的水平。这就给教学的组织安排、教学方法的选用提出了特殊的要求，需根据不同的教学对象、教学内容和教学目的采用适当的教学方法，达到预期的教学效果。

5. 教学管理的双向性　护理教育的实践性特点决定了护理教育不可能在课堂上、学校里全部完成。护理教育有赖于教学医院、社区各部门的支持。因此，护理教育管理具有层次多、部门多、参与管理的人员多的特点，这就需要参与护理教育的各部门、各层次机构要理顺关系，保持联系，互相支持，密切配合。

三、护理教育体系的结构

（一）护理教育体系的层次结构

我国现行的护理教育层次按照培养护理人才的等级可以分为中专护理教育、高等护理专科教育、高等护理本科教育、护理研究生教育4个层次。

1. 中专护理教育　中专护理教育是初级临床应用型护理人员的职业护理教育。其招生对象为初中毕业或具有高中文化程度的青年，学习年限一般为3~4年。通过学习，学生应掌握中等教育所必需的文化基础知识，本专业必需的医学基础知识、护理理论及实践技能，熟悉病房的一般管理，具有对常见病、多发病及急危重患者的基本观察、应急处理和身心护理能力，具有最基本的社会保健知识。学生按教学计划修完全部课程，毕业后可以通过国务院卫生主管部门组织的护士执业资格考试，获取中华人民共和国专业技术人员职业资格证书，经执业注册后，在各级医院独立从事临床护理、卫生宣传教育和疾病防治工作。新中国成立后，国家调整护理教育结构，中专的护理教育发展速度很快，1997年全国提供中等护理教育的学校达到530所。但随着科学技术的迅速发展和社会对护理人才需求定位的调整，目前多数护理院校已终止中专护理教育，只有少数学校根据地区需要保留了中专护理教育。

2. 高等护理专科教育　专科护理教育是培养具有临床实际工作能力的中级临床应用型护理人才。高等护理专科教育的办学形式多样，可由普通医科大学或学院开办，也可由专科学校独立设置，还可以由职工大学、函授大学等开办。招生对象为高中毕业或具有同等学历的青年，或者中专毕业已参加护理工作的护士。学习期限一般为 2～3 年。高等护理专科教育侧重于实践能力的培养，所重视的是应用型知识和技能的掌握，要求毕业后能从事本专业的技术性工作，能解决本专业范围内的具体问题。其教育目的在于使学生在掌握本专业的基本理论、基本知识及基本技能的基础上，提高专科护理理论和技能水平，掌握本专业的新知识、新技术，具有初级护理管理、预防、教学能力及应用科研成果的能力。近年来，随着社会对护理人才需求量的扩大和中等卫生院校的合并升级，高等护理专科教育成为发展较为迅速的教育层次。

3. 高等护理本科教育　高等护理本科教育培养既具有一定的临床实际工作能力，又具有一定的管理、教学及科研能力的临床应用型及学科型护理人才。其任务是培养较系统地掌握护理学的基础理论、基本知识和基本技能，具有创新精神、独立解决问题的能力和自我发展能力，具有护理管理、护理教学和护理科研的基本能力，能在医疗卫生、保健机构从事临床护理、预防保健工作的高级护理专业人才。实施本科护理教育的主要机构是各医科院校。目前我国本科护理教育主要有两种形式：一是学生高中毕业后通过国家统一的入学考试，进入护理院校学习，学习期限一般为 4 年；二是已取得护理专业专科毕业证书后，通过全日制专科升本科或函授专科升本科等教育形式继续学习，也可以参加国家统一的自学考试。学生按照教学计划规定修完全部课程，考试合格后，获取本科学历。本科的应用性人才培养要求比专科毕业生具有较为深厚的文化修养、基础理论与专业知识，较宽的专业口径。

4. 护理研究生教育　研究生教育包括两个层次：护理学专业硕士研究生教育和护理学专业博士研究生教育。护理学专业硕士研究生教育是建立在本科之上的培养高层次护理专门人才的教育，它是培养具有从事护理科学研究、教学工作或独立担负专门技术工作能力的科研型和临床实践型高级护理人才。目前我国实施护理硕士研究生教育的机构主要是各医科大学或综合大学的护理学院或护理系，招生对象是高等医学院校或其他高等学校相关专业毕业生或具有同等学历者，学习期限一般为 3 年。学习期间，由研究生指导教师按照专业培养目标的要求，根据研究生管理部门的相关制度，制订每个研究生的培养计划。该计划对研究生的研究方向、学习课程、时间安排、指导方式、考核期、学位论文和培养方法等都有具体的规定。研究生在学习期间，修满规定学分，各门课程经考试和考查成绩合格，论文通过答辩，并经国家授权的硕士学位评定委员会批准，可获授硕士学位及硕士学历毕业证书。护理学专业博士生教育是我国护理人才培养的最高层次，护理博士研究生教育的任务是培养具有坚厚的基础理论知识和系统精深的专门学科知识，具有独立从事护理科学研究和教学工作能力，能够在科学和专门技术领域内做出创造性成果的研究型高级护理人才。博士研究生毕业后一般能成为我国护理学科的骨干力量和学术带头人。其入学对象是已经获得硕士学位或具有相当水平的护理人才。护理学专业博士研究生学习期限一般为 3～5 年。入学后必须在导师的指导下，按照培养计划学习规定的课程，通过考试，并在导师指导下完成科研课题，写出具有一定创新性和学术应用价值的论文，通过答辩之后方能毕业。

（二）护理教育体系的形式结构

护理教育系统的形式结构是根据教育对象、办学形式和教育时间不同等所形成的教育结构。

1. 根据教育对象分类

（1）基础护理教育：过去称为护理职业前教育，是建立在普通教育基础上的护理专业教育，根据教育目标目前在两种水平上实施：即中等护理教育和高等护理教育。高等护理教育含护理大专教育、护理本科教育，其目的是为毕业后从事临床、社区护理或进入后续教育做准备。

（2）毕业后护理教育：又称基础后护理教育，是指在完成基础护理教育并在进行护士注册后所实施的教育培训。其目的是：①岗前培训——进入医院工作前的培训，了解医院的规章制度，学习护理工作组织、操作常规及护理标准设备的使用和管理及计算机护理联网程序等；②在职结合临床病例和护理工作实践的学习，其目的是掌握临床护理技能，提高护理质量；③提供从事专科护理的高级护理人才的培训；④学习新理论、新知识、新技术，了解护理专业的最新发展。根据我国和世界大多数国家现行的护理教育制度，毕业后护理教育采取两种方式进行，即注册后护理教育和研究生教育。研究生教育是护理教育中最高层次的专业教育，其目标是培养具有硕士和更高学位的护理专业人才，如护理管理、护理教育、护理研究人才及临床护理专家。

（3）继续护理教育：是对正在从事实际工作的护理人员提供的教育，是以学习新理论、新知识、新技术和新方法为目标的持续终身的在职教育。随着现代医学科学技术的飞速发展、卫生服务需求的改变、社会经济的发展，社会对护理教育提出了新的要求，如何使从事实际工作的护士能跟上科技进步的步伐，提供优质护理服务，这就成为继续护理教育的迫切任务。1970年美国护理学会正式成立了继续教育委员会，随后全世界各国相继成立了继续护理教育委员会，颁布了一系列有关护理学继续教育的规章制度和认可继续护理教育项目的标准，认为继续护理教育是保持护士个人工作能力、促进个人成长和业务水平提高的基本途径。接受继续护理教育是护士的一种权利，也是一种义务。1997年4月中华护理学会召开全国继续护理教育会议，对继续护理教育的定义、对象及试行办法等给予了具体规定，并以继续教育学分作为注册的依据（每年25学分）。目前，我国的继续护理教育已向制度化、规范化方向发展，对促进护士个人成长和业务水平的提高起到了积极的作用。

2. 根据教育时间分类

（1）全日制护理教育：是指除节假日和寒暑假外全日进行的护理教育。护理教育系统中属于此类结构的有医学院校护理系、护士学校、中等卫生学校中的护士专业及全脱产的专业班次，部分医院职工大学也有全日制的护理专业班次。

（2）业余护理教育：是利用业余时间进行的各种教育。目前，我国属于这一类型的护理教育机构有医学院校护理夜大学、护理函授大学自学辅导站、各类网络教育平台等。

3. 根据办学形式和教育方法分类

（1）护理函授教育：是运用通讯方式进行的远距离护理教育，实施机构为具有各类函授资格的医学院校或大学的函授部。学生以自学函授教材为主，并由函授学校给予书面辅导或必要的面授。目前，我国护理教育的函授系统有高等护理教育自学考试、大专升本科高等护理教育等。

（2）临床护理进修教育：是各级护理人员通过到条件较好的预防、护理、科研、教学单位进行有目的、有计划的学习，以提高业务能力的一种教育形式。由于护理科学实践性很强，此类教育一般以实践为主。进修单位定期组织一定的理论教学，进修人员在水平较高的指导教师的指导下从事实际的护理、教学、科研活动。一般由选送单位向进修单位提出申请，填写进修人员登记表，写明进修目的和要求，经进修单位审查认可，即可按期进修。一般进修期间无严格的考试，仅在进修结束时，由进修单位对进修人员进修期内的表现给出评语，做出鉴定，寄往选送单位，通常不发结业证书。

（3）护理短期培训：多作为继续护理教育的一种形式，学习时间较短，为数日至数周不等。每一个短期培训班主要讲习一个护理专题及相关知识，多为新理论、新知识、新技术和新方法的知识更新培训，既可以是提高性质的，又可以是普及性质的，一般学术讲座也属于此类教育。这种类型的教育活动通常不发给学历证明，但发给继续护理教育学分证明，以保证教学质量。

总之，在统一的护理教育目的、教育方针的指导下，有领导、有计划地采用多种办学途径，多层次、多形式兴办护理教育，已经是护理教育结构改革的大趋势，合理的护理教育体系应是一个上尖下宽的多层次、多规格及多类型的结构系统，它既是社会发展对护理人才需求的体现，又是人们智力发展不平衡规律的反映。我们应该积极稳妥地改革现有的护理教育结构，并随着社会的进步、科技水平的发展、护理科学和卫生保健事业的发展，不断调整、优化护理教育结构，使之日趋合理、科学。

四、护理教育的发展与变革

（一）中国护理教育的发展与变革

我国护理教育的发展和护理专业的成熟与发展密切相关。早期的医药和护理没有明确分工，护理理论和实践是与医药活动联系在一起的。而早期的医护教育则是通过老一代人将其积累的知识和经验通过口授方式传递给下一代人。后来，随着人类文化的发展和文化传播工具的出现，又通过医书传播医护知识。这种医护知识的传播与继承即是早期的护理教育。

1. 中国近代护理教育的形成和发展 中国近代护理教育的发展主要是从鸦片战争之后开始的，并在很大程度上受到西方护理教育的影响，以教学形式出现的护理教育也带有浓重的西方文化色彩。鸦片战争前后，美、英、德、法和加拿大等国的传教士、医生接踵而来，除建教堂外，还开办医院和学校。1835年，美国传教士在广州开设了中国第一所西医院（即现在的中山大学孙逸仙纪念医院），两年后开始举办护士短训班，以培训护理人员。1887年，美国护士麦克尼奇在上海妇孺医院开办了护士训练班，此举可被视为中国近代护理教育的开端。1888年，美国人约翰逊在福州成立了中国第一所护士学校。之后，在北京和其他一些城市（如广州、南京、长沙和成都）先后成立了一些护训班和护士职业学校，招收初中或高中毕业生，学制3~4年，对中国护理教育的形成和发展起到了一定的推动作用。1921 年，由美国洛克菲勒基金会捐建的北京协和医学院与燕京大学、南京金陵女子文理学院、苏州东吴大学、广州岭南大学及山东齐鲁大学 5 所私立大学合办北京协和医学院高等护士学校，学制 4～5 年，学生毕业时授予护理学士学位，这是我国高等护理教育的开端。1932 年 11 月，南京国立中央高级护士职业学校正式开办，这是中国第一所由中央政府开办的学校，朱碧辉任校长。1934 年，教育部成立护士教育专门委员会，将护士教育改为高级护士职业教育，招收高中毕业生，学制 3～4 年，于是护理教育被纳入国家正式教育系统。1946 年，联合国救济总署在美国举办护士师资进修班，中国派出 20 名优秀护士赴美，为期 4 个月。这是中国护理教育史上第一次派出护士留学。

2. 中国现代护理教育的发展　1949 年，中华人民共和国成立后，随着经济建设，对中级护理人员的需求增加，国家使用大量的经费发展中等护理教育。1950 年 8 月，第一届全国卫生工作会议决定将护理教育列为中等专业教育，由卫生部领导，制订全国统一的教育计划、教学大纲，编写教材。招收对象为初中毕业生，学制 2 年，并停办高等护理教育，中等护理教育成为我国护理教育的主体。1954 年，卫生部将中专护理教育学制改为 3 年。1966—1976 年"文化大革命"期间，全国几乎所有的护士学校被停办，护理教育基本停滞，中国护理教育与世界护理教育之间的差距拉大。

1978 年恢复高等院校招生，各医学院校纷纷创办护理大专教育。1983 年教育部与卫生部共同决定在全国高等医学院校中增设护理专业，恢复护理高等教育。1983 年天津医学院建立护理系，并开始正式招收护理学专业本科生。1984 年 1 月，国家教委与卫生部在天津召开了"全国护理专业教育座谈会"，并决定在国家高等医学院校内设置学士学位护理专业，学制 4～5 年，毕业后授予学士学位。首批获准成立护理系，开设护理本科专业的学校有北京医科大学、中国协和医科大学、上海医科大学、上海第二医科大学、第二军医大学。在停办 30 多年后恢复高等护理教育，开创了护理教育的又一新时期。截至 2023 年，我国已有 306 所高等院校开设了护理学专业，为我国培养了大批高等护理人才。

1990 年 12 月，经国务院学位委员会审定，批准北京医科大学护理系首先开设护理学专业硕士教育项目，1992 年开始招生，学制 3 年。随后，第二军医大学、中国协和医科大学、上海医科大学、华西医科大学也相继获准招收护理硕士研究生。据统计，截至 2023 年，我国已有近 124 所院校开始了护理硕士教育，推动护理专业向更高层次水平迈进。2003 年开始，部分院校以联合培养的方式开始进行博士生培养。至此，我国护理教育层次基本齐备，同时也表明我国护理人员的学历层次结构正在逐渐提高和优化。

在学校护理教育不断发展的同时，一些专业护理组织，如中华护理学会也为护理教育的研究和发展做了大量的工作。1909 年，在美国护士信宝珠的倡导下，中华护士会在江西牯岭正式成立。1912 年 3 月，中华护士会第三次会议决定，统一中国护士学校的课程，规定全国护士统一考试时间并订立章程，同时成立护士教育委员会，促使我国近代护理向初步规范化迈出了开创性的一步。1914 年 7 月，第一届全国护士委员代表大会讨论并制定了全国护士学校的注册章程和护士会考制度，目的是统一全国各地护士学校的办学标准和提高护士的教育水准。1920 年，护士会创办了《中国护士季刊》，同时健全了护士会组织结构的协会章程。1922 年，中华护士会加入了国际护士协会，并且参加每 4 年一次的会员代表大会。中华护士会所作的主要工作包括制定、编译及修订护士学校课程和教学方法；组织全国护士统一毕业会考；护理学校注册以及颁发毕业证书；编辑出版书籍等。这些都对护理教育的发展起到促进作用。1937 年，中华护士会更名为"中华护士学会"，更加明确了其学术性。1964 年更名为"中华护理学会"，成为在卫生部和中国科协领导下的护士学术团体，并发展为目前护理界最有影响的学术团体。随着科学技术的不断进步，护理的知识体系也在不断地丰富和完善。护理队伍不断扩大，护理服务范围日益拓宽，护理人员的素质和护理服务质量不断提高。同时，护理教育状况也在不断地发展变化。目前，我国的护理学专业教育呈现多层次、多规格的教育体系，形成高等职业教育、大专教育、学士学位、硕士学位的护理教育与继续教育、成人教育等不同学制并存共发展的状况。

（二）国外护理教育的发展与变革

1. 国外护士学校的产生和发展　国外护理教育的形成与发展同样与护理学和护理专业的形成与发展息息相关。被誉为现代护理学创始人的南丁格尔（Florence Nightingale，1820—1910），同时也是现代护理教育的奠基人。1860 年 6 月，南丁格尔在伦敦圣多马医院开办了第一所近代护理学校，学制为 4 年。其办学宗旨是将护理作为一门科学，脱离宗教的色彩，用新的教育体制和方法来培养护士。南丁格尔对学校管理、入学标准、课程安排、实习、成绩评审等都有明确的规定，以使护理能由学徒式的教导进而成为一种正式学校教育，也使护理走上职业化和专业化的道路。对于学生的训练，除安排护理技术科学原理的讲授与实习外，更注重"精神纪律"的培养，希望能培育出除具备足够的护理学专业知识和技术外，还能兼备正直与诚实等良好品德的护理人员角色。随后，随着护理学科和护理事业的发展，护理教育不断发展。以医院为基础的证书教育项目（diploma program）即医院办护校，是护理教育最早的一种形式。1920—1930 年是其发展的鼎盛时期，它为妇女提供了获得正式教育和就业的机会，培养了许多优秀的护士。

2. 国外高等护理教育的产生和发展　20 世纪 40 年代，美国等发达国家的护理教育开始逐步由医院办学转向由专科学院或综合性大学建立护理系。准学士学位项目（associate degree program）相当于我国的大专教育，开始于 20 世纪 50 年代，而美国的第一个学士学位项目开始于 1919 年，在明尼苏达大学创办。1932 年美国的天主教大学首先开始进行护理硕士研究生教育，1933 年，美国哥伦比亚大学教师学院开设了第一个培养护理教师的博士项目。1964 年加州大学旧金山分校开设了第一个护理博士学位项目。目前，开设护理博士项目的国家遍及美国、加拿大、澳大利亚、新西兰、韩国、泰国以及中国等。随着护理教育的发展，具有科研能力的护理工作者不断增加。各种护理专业团体和专业护理组织及专科护理组织纷纷成立，并不断发展，护理学术刊物相继创刊，新的护理理论和独特的护理模式不断被提出，这样，作为一门独立学科的护理学获得长足发展。护理学科的发展反过来又为护理教育的发展提供了基础和新的要求。

3. 国外护理教育体系　1977 年 6 月 27 日，欧共体《护理指导法》公布，规定护理教育应以高中毕业为起点，学制 3 年。为遵照法律，欧共体各国的护理教育从学制到课程进行了相应的改革。目前，美国、加拿大、韩国、菲律宾、泰国、澳大利亚、中国等国家都已形成了从学士到博士完整的护理教育体系，其中以美国的护理教育最具代表性。美国护理教育经过 100 余年的发展历史，已基本构建起从初级水平到高级水平，从应用型技术人员培训到研究型人才培养的完整体系。当前美国护理教育主要分为 6 个等级，即注册职业护理教育项目、证书护理教育项目、大专护理教育项目、本科护理教育项目、硕士学位护理教育项目和博士学位护理教育项目。

（1）注册职业护理教育项目（licensing vocational nursing program）：是美国最基本的护理教育，它的主要培养目标是培养护士助理。这个项目一般由一些职业学校开设，学制为 12 ~ 18 个月，招收对象为高中毕业生。课程设置的主要内容是护理学的基本知识，有关急性和慢性疾病的护理、预防和康复的基本知识，学习结束后，参加全美职业护士执照考试，考试合格者将以注册职业护士（vocational nurse）从事最基本的护理服务。

（2）证书护理教育项目（diploma nursing program）：是早期培养证书护士的主要渠道，传统的证书护理教育项目以医院开设为主，后来发展到许多大学均设有证书护理教育项目，招收对象为高中毕业生，学制为 2 ~ 3 年。毕业后，参加全美护士证书考试，通过者以证书护士的身份在各种健康保健系统从事护理工作。随着护理技术和护理水平的不断提高，单纯的证书护理教育项目已不能满足社会的需求。因此，近几十年来，证书护理教育项目数量锐减，特别是那些只开设证书护理教育项目的院办护士学校已基本消失，取而代之的是大专护理教育项目和本科护理教育项目。

（3）大专护理教育项目（associate degree program）：一般在社区的学院开设，学制为 2 ~ 3 年，招收对象为高中毕业生或证书职业护士，类似证书护理教育项目。大专护理教育项目的课程分为普通课程及专业课程两种。根据其招收对象的不同，其课程的侧重有所不同。对于高中毕业生，普通课程及专业课程的比例是 1 : 1，学制为 3 年；对于证书职业护士，由于他们的护理工作经历及以前所学过的护理课程，可以免修部分专业课程。普通课程及专业课程的比例为 2 : 1，学制为 2 年。毕业后，可参加全美注册护士考试，通过者可以以注册护士的身份在各种卫生医疗保健机构从事护理工作。他们具有向各个年龄的个人、家庭及人群提供护理服务的能力，但主要工作场所在临床。大专护理教育在过去的几十年里，特别是 20 世纪 60—70 年代发展迅速，进入 20 世纪 80 年代之后，大专护理教育项目数量仍在增加，但是增长的速度明显减慢。

（4）本科护理教育项目（baccalaureate nursing program）：是为培养护理专业人才而开设的。本科护理教育项目在一般公立大学或私立大学开设，学制 4 年，其招收对象为高中毕业生或具有大专学历的注册护士。对于高中毕业生，学制为 4 年，一般采用渐进式的课程设置，基础课程和护理专业课程交叉进行，前两年偏重基础课程，但是学生仍然接触一些护理专业课程，例如护理学导论；后两年护理专业课程的比重增加，但是学生仍然可以选修一些人文和社会学的课程。学生毕业后参加注册护士考试。对于身为注册护士的学生，学制为 2 年，在原有的大专课程的基础上，开设本科程度的基础课程和护理专业课程。本科护理专业毕业的注册护士主要在临床和社区工作，工作的主要职能是向个人、家庭及社区提供健康促进、健康维持和健康恢复的服务。在医院，他们为患者提供整体护理。

（5）硕士学位护理教育项目（master's degree program）：培养目标是培养护理管理、教学、科研及临床护理的高级人才。美国硕士学位护理教育项目一般开设在大学的护理学院，招收的对象为具有本科学历的护理人员。硕士学位护理教育项目的课程设置分为几个专业方向，如护理管理硕士、护理教育硕士、个案研究护理硕士、临床护理专家。护理硕士课程偏重于护理理论及护理发展趋势的研究，培养学生的科研技能，学生毕业后从事护理教学、护理管理、护理科研和临床护理工作。具有护理硕士学位的护理人员的工作职责是发展护理实践的领域，提高护理工作水平，参与护理研究，并具有将护理理论和护理实践相结合的能力。

（6）博士学位护理教育项目（doctoral program）：培养宗旨是培养护理学科的高级人才，作为从事护理教育的师资，护理科研的带头人，护理管理的决策人，独立开业的专科护理专家及健康咨询顾问等。博士学位护理教育项目一般开设在综合性大学的护理学院，学生来源是具有护理硕士学位，或与护理相关的硕士学位并且在护理领域做出突出贡献的护理人员。护理科学博士主要培养学生具有高级专科护理知识及综合护理知识与护理临床实践的能力，其主要研究方向是如何将新的护理理论运用于护理实践并加以推广；护理哲学博士主要培养学生的理论研究能力，教授学生发展和测试新的护理理论。

（三）现代护理教育的发展趋势

科学技术的飞速发展，人类健康观念的转变，全球疾病谱的变化，给多学科交叉的护理学提供了更广阔的发展前景。随着社会公众及个体对高质量卫生保健及身心照护服务需求的日益增加，国内外对高层次护理人才的需求也更加迫切，从而使护理教育面临新的机遇和挑战。

1. 影响护理教育发展趋势的因素　护理教育的发展趋势是同护理学科的发展和社会经济、科学、文化等的进步与发展密切相关联的，其发展方向受到以下相关因素的影响。

（1）护理学科的发展：护理被认为是最古老的艺术和最年轻的专业。随着人们健康需求的不断增加和变化，护理学从一个简单的医学辅助学科迅速地向更加成熟和独立的现代学科发展，护理学专业已从附属于医疗的技术性职业转变为较独立的为人类健康服务的专业。护理学的概念也经历了以疾病为中心阶段和以患者为中心阶段，进入以健康为中心的阶段。人们逐步重视心理和社会因素对健康的影响。同时，疾病谱的改变和医学模式由生物医学模式向生物 - 心理 - 社会医学模式的转变，使得人们对健康、人、环境和护理的概念的认识都发生了相应的变化。护理被定义为诊断和处理人类对现存的和潜在的健康问题的反应。这里的"反应"包括了人的身体、智力、精神和社会的方方面面。作为护理服务对象的人，也不再只是"生物的人"，而是由身体、心理和精神、社会等多个方面组成的整体的人，人的独特的情感和情绪、家庭和社会文化背景、习惯、信仰、价值观在护理实践中被重视。护理的服务对象成为每个人乃至整个社会，从护理生病的人到帮助较为健康的人促进健康。护理工作的内容与范畴不断扩大，整体护理的概念被广泛实践，护理逐渐向纵深发展。护理的范围包括健康的全过程，即从维护最佳的健康状态到帮助濒临死亡的人平静、安宁、有尊严地死去。护理活动成为科学、艺术、人道主义的结合。护士开展护理实践，不仅需具备基础医护知识，而且应具备成长与发展的知识、人的基本需要知识、应激与适应的知识、有关生活方式的知识、教与学的知识、沟通的能力、解决问题的能力、领导的能力和变革的思想。护士逐步由医院走向社会，更多地参与防病保健，与医生共同担负着保护生命、减轻痛苦、促进健康的任务。

（2）现代教育的发展：作为教育学分支的护理教育，其发展方向同样也受到现代教育发展趋势的影响。进入新的时代，现代教育正在发生着巨大的历史性变化。这些变化正在发展成一些重要的趋势，表现为：①面向 21 世纪的教育改革浪潮日益高涨。由于教育对科技和经济发展的重要作用，激烈的国际经济、科技竞争同时也促进国际教育竞争日益激烈化，并将成为未来各国不断进行教育改革的重要动因。教育改革将本着适应本国经济和社会发展建立新的教育体系或教育体制。②人的全面发展理论的丰富化和现实化。新的世纪，比以往任何时期都需要更多、更全面发展的人才，对人的素质提出更新、更高的要求，这使得人的全面发展的内涵更加丰富。在教育中，人的一些素质越来越被强调，如更富创造性、更加成熟化、更有适应性、更具个性化。其中更有适应性包含了更强健的体质、主动适应变化的品质、更全面的知识和能力以及更健全的心理。③提高教育质量成为重点。伴随新技术革命的迅猛发展和以综合国力为主的国际竞争日益激烈，各国教育正在将提高教育质量放到十分突出的位置，新教育质量观也被提出。新教育质量观比较突出强调全面质量观，认为好的教育质量不仅指好的考试成绩，或是牢固掌握所学的知识，而是注重包括知识、能力、品德、身体、技能、情感、审美、社交等各方面质量的全面提高；全面基础观，不仅强调知识和技能的基础，还强调品德和身体的基础，强调能力和提出新能力观，以及强调终身教育和教育国际化，培养国际人成为各国教育的重要目标。

（3）科学技术的发展：一方面，现代科技的进步推动着医学和护理学的发展；另一方面，科学技术对教育的促进同样是显而易见的。被称为信息革命的信息科技的迅速发展，正在引起教育手段的革命性变化，使教育技术越来越现代化。目前，广播、电视、电影、录像、计算机、微电脑、虚拟技术等现代教育技术正得到广泛应用，并逐渐向普及化、成熟化发展。现代教育技术的广泛应用也开发了一些新型的教育方法，即从传统的单纯由教师直接控制教学过程转变为由师生双方共同控制，乃至由学生自我控制教学过程。现代教育技术可以综合调动各种手段，使教学更生动、活泼、直观，达到较好的教学效果。这些教学手段在提高教学效果的同时，还可以提高教师的劳动效率，使教师从批改作业、记录成绩、反复训练学生基本技能等大量事务性和重复性的工作中解脱出来，以便有更多的时间用于备课、科研和其他创造性劳动。

2. 现代护理教育发展的变革　在上述护理学科、现代教育和科学技术发展的影响下，护理教育在今后的发展变化将表现在以下几个方面。

（1）完善护理教育体制：世界上许多国家逐步完善了护理学专业教育体制，形成了从中专护理教育到博士教育的多层次、多渠道教育局面，并增设家庭护理、社区护理、职业护理（occupational nursing）和培养开业护士（nurse practitioner）等教育项目，而且拥有高学位的护理人员呈现越来越多的趋势。在我国，改变以中专教育为主，迅速扩大高等护理教育规模，提高护理教育层次的护理教育改革正在进行。临床第一线护士的学历将以大专和本科层次为主。硕士和博士教育立足于培养高层次和高水平的护理师资、护理管理人才和临床护理专家。

（2）课程设置和教学内容的改革：护理专业课程设置和教学内容不仅要注重医学基础知识，而且要注重社会科学、人文科学、信息科学和行为科学等知识。目前各高校不断进行课程改革，在专业课程中增加了人文科学、预防医学、健康教育、社区护理等课程，并加强了人际沟通技巧的学习和训练，更好地突出了护理专业的特点。护理专业课程的设置则努力体现医学模式的转变，设置了大量的哲学、文学、音乐、社会学、心理学、伦理学、教育学、卫生法律及管理学等人文学科。同时，在教学中注重培养学生的评判性思维能力，掌握有效沟通的技巧，让学生明确专业角色，使毕业生能够担负预防保健的职能，以及应对社会伦理及跨文化护理方面的问题。

（3）护理教学方法的改革：护理教学方法和手段将进一步向多样化和现代化发展，高科技成果在教学中的应用增加，并给学生提供更多的主动学习机会，培养具有自学能力、勇于创新的新型护理人才。网上远程教学也将是未来的发展趋势，这将为更多的护理人员提供学习和深造的机会。

第三节　护理教育的研究范畴、任务与研究方法

作为护理学与教育学相结合而发展起来的一门交叉学科，护理教育学有其独有的研究范畴、研究任务以及科学研究方法。

一、护理教育的研究范畴

护理教育科学研究包括 3 个范畴：护理教育的概念研究、护理教育的科学规律研究、护理教育的逻辑体系研究。

1. 护理教育的概念研究　概念是思维的起点，有了概念才形成判断，进行推理，做出论证。教育科学作为一门学科，它有许多基本概念，如教育、教学、学制、教育本质、课程、教育目的、教学评价、教育价值。护理教育研究的重要任务之一就是要从众多繁杂的教育事实中抽象出、提炼出、加工出那些护理教育活动中若干质的规定，形成这门学科的若干基本概念。

2. 护理教育的科学规律研究　教育规律也就是教育内部诸多矛盾关系，教育与诸多社会现象之间的本质联系。在教育活动中，这种关系很多，如社会生产与教育发展的关系，社会经济、政治制度与教育性质的关系，文化、科技发展与教育的关系，教育与儿童及青少年身心发展的关系，德、智、体、美发展的关系，教与学的关系，传授知识与发展智力的关系，传授知识与思想教育的关系。科学规律就是对这些关系的认识。

3. 护理教育的逻辑体系研究　所谓逻辑，就是指由抽象思维所构成的概念、范畴、判断、推理的理论体系。逻辑体系也就是事物发展过程的本质在人们头脑的反映，是客观的事物在理论思维中的再现。严格地说，目前护理教育学的体系还不是一个科学的逻辑体系，更多的是按照护理教育实践中工作的需要，安排了它的体系。所以，护理教育科学的任务，应更多地研究护理教育的基本范畴，建立起一门科学化的护理教育学。

二、护理教育的教学内容

护理教育学以培养学生解决护理教育实际问题的能力为目的，通过参与教学过程，使学生了解护理教育的基本理论和过程，培养思维能力、创新能力、语言表达能力、沟通能力和团队合作精神，从而具备护理教育的基本能力。护理教育学的教学内容应包括以下几个方面：①护理教育理论的发展；②护理教育的基本原理；③护理教学理论，包括学习理

论、课程设置、教学模式与授课模式及教学方法、学习评估与教学评价、护理临床教学等；④护理教育资源配置理论，即护理教育的组织管理。

三、护理教育的任务

1. 培养合格的护理人才　护理教育担负着为国家、社会培养各层次合格护理人才的重要使命，这是护理教育的基本任务。护理院校培养人才的出发点，不仅要适应现代化需要，而且要放眼世界、放眼未来，提高护理人才培养的质量和规格，使未来的护理学专业工作者有开阔的视野、丰富的个性，能够尽快地掌握先进的科学知识和方法，加速护理事业的发展，并为我国赶超世界护理先进水平创造条件。

2. 开展护理学专业科学研究和教育研究　护理院校是护理研究的重要力量，教学与科研并重，不仅有益于更新教学内容、提高教育质量、培养护理人才的科学研究能力，而且对于开发护理学理论与技术，促进护理事业的发展有着十分重要而深远的意义。

3. 发展社会服务项目　社会服务是指护理院校除教学、科研外的面向社会的服务活动，如开展各种护理咨询活动、护理科研成果的推广和应用、举办护理技能培训班、卫生保健知识讲座，为社会承担教育和预防保健的任务。护理院校为社会提供服务，不仅有助于增进人们健康保健意识，促进社会物质文明和精神文明的发展，而且加强了护理教育与社会的联系、理论与实际的联系，帮助护理院系不断根据社会需要改进教育、教学和科研工作，提高培养护理人才的社会适应性。

以上三项任务中，教学是基础，科研是提高，社会服务是实践，三者之间相互联系、相互支持、相互促进。

四、护理教育的研究过程与研究方法

科学是对客观事物及其运动变化规律的真理性认识，表现为系统化的知识体系，科学有其特定的研究方法和研究过程。护理教育的科学研究过程也需要遵循一定的逻辑思路和研究过程，采用科学的研究方法。

（一）护理教育的研究过程

一个完整的护理教育研究过程通常包括以下几个阶段：确定研究问题、文献检索、形成研究假说、制定研究方案、开展研究实践及撰写研究报告。

1. 确定研究问题　发现并提出有意义的研究问题是科学研究的起点，也是研究过程中最关键的步骤，它决定了研究的方向和水平，体现了研究者的基本功。一个好的选题应具备以下5个方面的特点：①选题必须有理论或实际的价值；②选题必须有科学的现实性，有理论基础和实践基础；③选题必须明确、具体，范围宜小，不能过于笼统；④选题要新颖、有独创性，敢于对权威的定论和传统习俗提出质疑；⑤选题要有可行性，主要是主观条件、客观条件的可能性。除必要的资料、设备、时间、经费、技术及人力外，还要有科学上的可能性，以及研究者原有知识、能力、基础和经验能否胜任等。

2. 文献检索　确定选题后，应充分利用各种检索手段，广泛、深入地进行文献检索，了解此课题在国内外的历史、现状、存在的问题以及发展趋势。文献检索的意义不仅在于明确研究的起点和突破口，而且是对前一步选题工作的一种论证。

3. 形成研究假说　假说是根据一定的科学知识和新的科学事实对所研究问题的规律或原因做出的一种推测性论断和假定性解释。研究问题确定后，就要根据先前实验积累的印象、经验和知识，提出对该问题可能的解释或答案，即研究假说。假说有如下特征：①假说应当设想出两个（或多个）变量之间的关系，并用陈述句形式明确地、毫不含糊地陈述出来，例如，护理专业本科生入学成绩与在校成绩呈正相关；又如，在"护理学基础"教学中，采用多媒体课件比传统课堂讲授法能取得更优良的教学成绩。②假说必须能够被检验。即假说一旦被证实，就可以重复验证。假说并非研究者的主观假想，而是在已知科学事实的基础上，运用类比、演绎及归纳等逻辑方法推理而形成的。

4. 制定研究方案　研究方案包括如下内容：①研究问题的名称。将选题用简洁而准确的文字写成题目，使人一目了然。②研究背景、目标及内容。说明研究问题提出的缘由及意义，课题的目的与任务。③研究计划。包括关键概念的界定、研究对象的选择与组合、研究方法及实施要点，观察项目及指标，资料的收集与处理方法等。④研究进度。包括研究可分为几个时间段，每个阶段的工作计划，规定各阶段完成的时间和成果指标，明确人员的组织和分工及研究经费匡算等。⑤主要参考文献。每一个研究都是在参考现有已发表的文献基础上进行的，高质量的研究离不开高水平的研究文献。

对于一些重大的研究课题，在正式开题研究之前，往往还会要求对研究方案进行开题论证，通过论证后方能开始研究。

5. 开展研究实践　按照制定的研究方案实施研究。研究的实施阶段主要包括资料收集与处理，资料统计与分析。在研究开展的过程中，如遇到未及预料的情况变化，则可适时调整研究方案。

6. 撰写研究报告　无论课题假说是被证实还是证伪，研究者都要将研究所得的资料、结果和分析讨论，按一般撰写科研论文的要求整理成文。一般地说，开始提出的假说能通过观察、测量、调查、实验等得到证实，即可升华为科学结论。反之，如果被证伪，则可根据研究过程中提供的信息，重新构建假说，重新设计研究方案。

（二）护理教育的研究方法

护理教育作为一门交叉应用学科，研究方法很多，其分类方法也多种多样，按研究中能否控制变量，可以分成以下几类。

1. 实验法　实验法是人们对自然现象在实验条件下进行考察的一种方法，是为揭示隐藏在事物内部的现象之间的联系而采用的一种活动。护理教育研究中的实验法主要用于人为控制护理教育现象，并有目的、有计划地观察护理教育现象的变化和结果。它能使观察、研究更加精密，便于弄清每一个条件下所产生的影响，保证研究工作准确进行。实验法分为自然实验法和实验室实验法，教育研究多采用前者。

自然实验法在自然状态下进行，以便取得更加准确的材料和数据。如研究小组教学法在护理教学过程中的作用，会将学生随机地分成两组，对他们施以不同的教学方法，一组完全采用讲授法，另一组则将讲授法与小组讨论法结合起来。通过学习效果的评估，对比两种教学法的优劣，并总结出小组教学法的经验。护理教育实验法的操作步骤是：①建立假说和拟定实验计划，选择研究对象，确定研究方法和实验手段；②实施计划并认真观察、记录和评价实验结果；③得出实验结论。

护理教育是对人的研究,许多变量不能被操纵和控制。所以护理教育的研究方法多为非实验方法。

2. 非实验方法 非实验方法很多,有观察法、调查法、文献法、比较法、统计法和个案研究法等。

(1)观察法:是护理教育研究中广泛使用的一种方法,是护理教育研究人员对护理教育现象在自然条件下进行考察,从中探索事实材料并加以分析研究,从而获得对问题的较深入认识的研究方法。科学的观察法有别于一般观察,它具有两个明显的特征:一个是具有明确的目的性,它总是同解决一定的科学问题相联系;另一个是具有严密的组织性和计划性,严格地按照科研设计进行。

科学的观察法实施的步骤是:①拟订观察计划,包括确定观察目的、内容和重点,确定观察方法和手段;②按计划进行观察,并详细记录观察结果;③及时整理资料,对收集的资料进行分析,得出结论。

(2)调查法:是护理教育研究常用的一种研究方法。作为一种描述性研究方法,它是通过对原始材料的观察,有目的、有计划地收集研究对象的材料,从而形成科学认识的一种研究方法。调查法的分类方法很多,从不同的角度分为不同的类型。如按调查的人数分为全面调查和非全面调查;按研究对象发生的时间分为回顾性调查和前瞻性调查;按方向性分为纵向调查和横向调查。

护理教育调查法研究的步骤可分为3个阶段。①准备阶段:包括提出问题、查阅文献、形成假说、拟定调查计划、拟定调查提纲和设计调查表;②调查阶段:包括直接观察、收集书面材料、谈话、开调查会、问卷等调查方法;③资料分析阶段:包括资料整理、资料分析、形成调查研究的结论和论文。

(3)文献法:文献是记录已有知识和信息的一切载体,是把人类知识用文字、图形、符号、音频和视频等手段记录下来的所有资料。文献研究法是根据一定的研究目的或课题需要,通过对文献进行查阅、整理和分析,全面、正确地了解所要研究的问题,并力图寻找事物本质属性的一种研究方法。文献法查阅的内容应是第一手原始资料,以增加研究的可靠性。护理教育研究文献法的实施步骤:①确立护理教育的研究方向和题目;②收集文献资料;③阅读文献资料;④综合分析、整理有关文献,确立提纲;⑤再次查阅和阅读文献;⑥写出研究报告或文献综述。

(4)比较法:是根据一定的标准对两个或两个以上有联系的教育现象、过程、活动等进行考察,寻找其异同,探求护理教育的普遍规律及特殊本质,力求得出符合客观实际结果的方法。比较法是护理教育研究的基本方法,可分为横向比较和纵向比较。横向比较是比较在同一时期内不同的国家、民族、地区和学校等在护理教育中的某一教育现象的差异性。纵向比较是比较同一国家、民族、地区和学校等的某一护理教育现象在不同时期的差异性。

比较法护理教育研究可分为4步。①描述:广泛收集相关的护理教育资料,通过调查,描述各个考察对象的某一护理教育事实;②解释:对所了解的护理教育事实进行解释,并从社会、经济、心理诸方面分析影响护理教育的各种因素;③并列:把要比较的对象排列起来,确立比较标准,并进行资料分析,提出比较假说;④比较:进行全面、详尽的比较研究，验证假说，得出结论，完成比较研究报告。

（5）统计法：是对通过观察、测验、调查、实验等所得到的大量数据进行统计处理，以便对所研究的护理教育问题做出数量分析的一种方法。教育统计分为描述统计和推断统计两大类。统计资料可分为三大类。①无序分类变量资料（计数资料）：指某些不能用数字表示，只能将观察对象按某种属性或类别分组，然后根据各组所含的单位数量所得的资料，常用阴性和阳性表示。此类资料的初步统计是求相对数，如计算构成比或率，若需要比较组间差异的显著性，通常用 χ^2 检验。②数值变量资料（计量资料）：指可用数字值表示的资料，是用测量方法对各观察单位的某项指标进行定量测定所得的资料。这类资料一般有度量衡单位。此类资料可求平均数、标准差、标准误，可采用 t 检验或 F 检验等。③有序分类变量资料（等级资料）：是介于计数资料和计量资料之间的一种半计量资料，是将观察对象按某种属性的不同程度分组所得的资料。此类资料可用秩和检验等方法处理。

（6）个案研究法：是指针对护理教育中某一具体问题或单个研究对象进行深入、仔细研究的一种方法。个案研究法侧重对少量样本进行深入分析和解释，收集的资料要尽量丰富和全面。研究结果不能大规模推广，但可通过个案获得新观点、新知识，并为进一步研究提供依据。护理教育个案研究的步骤分为：①确定个案研究对象；②收集资料；③进行个案分析，写出个案报告。

（三）护理教育研究应遵循的伦理原则

伦理原则是指在护理教育研究过程中，研究者必须尊重研究对象依法享有的一切权利，必须承担保护研究对象的责任，使其权益免受研究活动的侵害，以及必须保证研究结果被合法、正当地加以利用。护理教育研究中应该遵循的伦理原则包括：

1. 尊重研究对象的权利　无论研究对象是学生、教师，还是患者等，都享有法律所赋予的权利和人身自由。无论研究多么急需、紧迫，首先要考虑的应该是保障研究对象所享有的权利，如安全、不伤害、知情同意权、自主权、隐私和保密权，有不参加协作权、有保持不署名权、要求实验者承担责任权。

2. 谨慎解释研究成果　护理教育研究者应该本着高度的责任感，审慎解释研究成果和研究结论。因为错误的结论或不真实的成果若付诸护理教育实践，产生的后果往往是难以估量的。作为护理教育研究者，在推广某项成果之前，应以科学的验证为依据，不能因为私利或其他原因来曲解研究结果。

3. 消除或避免研究造成的不良后果　在护理教育研究中，通常会以个人或某群体为研究对象，例如一个研究课题是研究赞扬、批评和无评价 3 种评价方式对实习护理专业学生临床实习行为的影响。研究设计将研究对象随机分为 3 个小组，并对各小组实习护理专业学生给予不同的评价方式。接受批评或无评价反馈方式的学生可能因为该评价方式产生一些心理或行为上的不良感受或形成于己不利的想法。这就要求研究人员必须在研究实施之前就考虑好相应的处理对策，在研究过程中，尽可能想办法消除研究可能给研究对象带来的不良影响，或者在研究后采取有效措施，进行纠正和干预，以消除或改变在研究过程中给研究对象造成的不良后果。

4. 必要时需通过伦理审查　保护科学研究中被试的健康利益和权利，仅仅要求研究者自觉遵守伦理原则往往还不够，还必须从外部导入强大的约束机制及伦理审查机制，这种审查机制首先必须按特定的要求建立其组织结构和运行方式。目前各国都成立了各级伦理审查委员会，进行科学研究项目的伦理审查。伦理委员会一般不少于 5 人，其成员来自不同学科或领域，除相应领域的专家外，还应有如生命伦理学家、法学家和参与者代表参加，其职责主要在于对研究计划进行科学审查和伦理审查。

5. 杜绝科研不端行为　我国科技部《国家科技计划实施中科研不端行为处理办法（试行）》，将科研不端行为界定为违反科学共同体公认的科研行为准则的行为，包括：①在有关人员职称、简历以及研究基础等方面提供虚假信息；②抄袭、剽窃他人科研成果；③捏造或篡改科研数据；④在涉及人体的研究中违反知情同意、保护隐私等规定；⑤违反实验动物保护规范；⑥其他科研不端行为。

国内外较为典型的科研不端行为包括四类：抄袭、伪造、篡改或其他。"其他"主要包括不当署名、一稿多投、一个学术成果多篇发表等不端行为。

科研不端行为是一个伦理问题，通常较难通过制度规范来防范所有的不端行为。因此需要加强舆论引导和伦理教育，倡导求实、创新、自由、独立的科学精神，无私、诚实的科学道德，并内化于每个护理教育研究人员的思想和行为之中。

 习题

在线答题

一、单项选择题

1. 以下关于狭义教育的特征，正确的是
   A. 包括学校教育和其他形式教育
   B. 受教育的对象包括各年龄层次的个体
   C. 教育活动主要在学校外的社会场所进行
   D. 有受过专业训练的教育者

2. 从个体的角度来定义教育，往往把教育等同于
   A. 个体的学习或发展过程
   B. 学校教育
   C. 职业教育
   D. 有目的、有计划、有组织地影响青少年一代的活动

3. 护理教育的基本特点，不包括的是
   A. 教育对象年龄层次的一致性
   B. 教育内容的综合性、整体性
   C. 护理教育方法的多样性、复杂性
   D. 教学管理的双向性

4. 被认为是中国高等护理教育开端的是
   A. 1835 年，美国传教士在广州开设第一所西医院并于 2 年后开始举办护士短训班
   B. 1887 年，美国护士麦克尼奇在上海妇孺医院开办了护士训练班
   C. 1888 年，美国人约翰逊在福州成立了中国第一所护士学校
   D. 1921 年，由美国洛克菲勒基金会捐建北京协和医学院高等护士学校

5. 不属于影响现代护理教育发展趋势的是
　　A. 护理学科的发展　　　　　　　B. 现代教育的发展
　　C. 科学技术的发展　　　　　　　D. 宗教艺术的发展

6. 护理教育的基本任务是
　　A. 开展护理学专业科学研究　　　B. 开展护理学专业教育研究
　　C. 发展社会服务项目　　　　　　D. 培养合格的护理人才

7. 在实验条件下对自然现象进行考察以揭示隐藏在事物内部的现象之间的联系，这样的研究方法是
　　A. 实验法　　　　B. 观察法　　　　C. 调查法　　　　D. 文献法

8. 有关教育的叙述，不正确的是
　　A. 教育是一种社会现象，是人类社会发展到一定阶段伴随着学校的出现而出现的
　　B. 教育活动是一种培养人的社会活动
　　C. 教育是人类社会的永恒范畴，与人类社会共生存
　　D. 教育的社会职能就是传递社会生产、生活知识和经验，促使新一代成长

9. 古代学校教育是一定历史条件下的产物。其产生需要的条件不包括
　　A. 脑体的分工　　　　　　　　　B. 人们知识、经验、技能的积累
　　C. 文字及相关文化工具的出现　　D. 工业革命的大发展

10. 教育者用于作用于受教育者的影响物是
　　A. 教育者　　　　B. 受教育者　　　　C. 教育内容　　　　D. 教育手段

二、简答题

1. 简述护理教育研究应遵循的伦理原则。
2. 简述当代教学的新观念。
3. 简述护理教育的基本特点。

三、论述题

论述影响护理教育发展趋势的因素以及现代护理高等教育发展的变革。

第二章　护理教育基础理论

第一节　行为主义理论

一、行为主义理论的产生及主要代表人物

行为主义理论是 20 世纪初产生于美国的一个心理学流派，创始人是美国心理学家华生（J. B. Watson，1878—1958）。他第一个把行为奉为一种"主义"，从而形成一个独立的心理学派别。1919 年，华生在其代表作《行为主义者心目中的心理学》（*Psychology from the Standpoint of a Behaviorist*）中，应用巴甫洛夫条件反射概念系统地表述了他的行为主义理论体系。华生认为行为主义理论的目标就在于预测和控制行为，其观点引起了人们对行为的关注，对心理学领域产生了持久的影响。

行为主义理论的主要代表人物包括华生、巴甫洛夫、桑代克和斯金纳等。行为主义理论强调可观察的行为，认为行为的多次的愉快或痛苦的后果改变了个体的行为。行为主义理论特别在儿童学习和心理发展方面得到了广泛应用。

二、行为主义理论的主要观点

以华生为代表的行为主义理论家的主要观点可以概括为以下几个方面：

（1）教育心理学研究应该摒弃内省的方法，即放弃对学习内在认知过程的研究。

（2）观察和研究学习过程应只限于动物或人的学习行为，且重点是客观实践，而非主观推测。

（3）动物的大多数学习行为是通过刺激和反应的联结学会的。动物实验的结果可以推广到人类，因为动物与人的行为区别仅在于复杂程度不同。

（4）人类的学习是为了形成适应社会生活的行为，人的任何行为都是外在环境与教育的产物。

（5）人的各种复杂情绪也都是通过条件反射而逐渐形成的。

三、桑代克学习理论

桑代克（E. L. Thorndike，1874—1949）是美国心理学家，他通过动物实验对刺激—反应思想进行实验性研究，他的学习理论曾享有很高的声誉，并在教育心理学界产生了很大的影响。桑代克用迷箱的方法研究动物的学习，先后用鱼、小鸡、猫、狗及猴子等作为实验对象。根据动物实验研究，桑代克发现它们的学习过程都是遵循"尝试与错误"的方式进行的。

（一）桑代克的动物实验

桑代克最著名的研究是"猫开门"实验。他把一只出生 8 个月，饥饿状态的猫放在一个特制的迷箱中（图 2-1），箱内有一根特制的绳子，一拉绳子，箱门就可以打开。猫可以很清楚地看见箱子外面放置的一条鱼。桑代克对猫的行为进行观察，尤其是猫需要多长时间才可以逃出箱子。结果发现，第一次把猫放入箱子时，猫最初做出各种各样盲目的动作，如乱跳、乱抓、乱撞门，甚至乱咬箱壁，直至它偶然抓到绳子，打开箱门，并因此得到了食物。第二次再将猫放入迷箱，猫仍表现出与上次相同的动作，不过其活动限于绳子附近，且逃出箱子所用的时间比第一次少了一点。如此反复，桑代克观察到猫的不适宜反应逐渐减少，而有效的反应逐渐增多，猫成功打开箱门并获得食物的时间越来越短，到最后，猫一被放入箱内就可以打开箱门，最终获得了"学习"的成功。从这个实验可以看出，猫的"尝试与错误"（即试误过程）可归结为以下 4 个步骤：

（1）以各种不同的反应（如乱跳、乱抓、乱撞门，或乱咬箱壁）进行试探。

（2）发现了正确的反应（抓到绳子）。

（3）选择了正确的反应或减少了错误的反应。

（4）经过多次练习将正确的反应保留、固定下来。

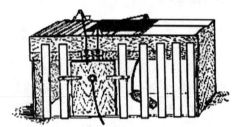

图 2-1　桑代克迷箱

（二）桑代克学习理论的主要观点

1. 学习是一种经过试误而建立刺激 - 联结的过程　桑代克认为学习是一种渐进的、反复尝试的过程，学习的实质在于形成情境与反应之间的联结。随着错误的反应逐渐减少，正确的反应逐渐增加，直至全部正确反应出现，终于形成了固定的刺激与反应之间的联结。因此，桑代克提出联结是通过尝试与错误的过程而建立的。这种从多种反应中经过反复尝试选择其中一种刺激 - 反应固定联结的过程即为试误学习过程。桑代克认为人类的思想、行为和活动都能分解为基本的单位刺激和反应的联结。

2. 试误学习的 3 条基本学习规律

（1）准备律（law of readiness）：指刺激 - 反应的联结随个体的身心准备状态而异。当个体准备对某个刺激做出反应时，任其产生反应就会使之感到满足；当不准备对某个刺激做出反应时，强迫其做出反应则会产生苦恼。若正准备对某项刺激做出反应，由于外界因素阻挠而不能反应时，也会感到苦恼。例如，当学生愿意做游戏时，如果遂其所愿，则会使他们感到愉快；如果禁止他们游戏，则会使之产生烦恼；相反，如果学生不愿意做游戏，强迫他们做游戏时也会增加他们的烦恼。又如，有些家长希望孩子能学弹钢琴、学游泳或学下棋等，掌握一技之长，但如果小孩不喜欢或不准备学习，在家长逼迫下学习，就会产生苦恼，学习效果也不佳。

（2）练习律（law of exercise）：指刺激 - 反应联结随练习次数的多少而增强或减少，包括应用律和失用律。

1）应用律（law of use）：任何刺激与反应之间的联结，通过应用或练习可使之加强，练习越多，则联结力越强。例如，甲、乙两名学生在其他条件相同的情况下同时开始背诵一篇文章，结果，背诵次数多的那个学生就会记得比较熟练。

2）失用律（law of disuse）：某一刺激与反应之间的联结如果不在若干时间内加以练习，联结的力量就会减弱。俗语说"三日不练，手也生"，就是这个道理。

（3）效果律（law of effect）：刺激-反应之间所建立的联结受反应效果的影响。当反应结果是满意的时候，联结力量就增强；相反，当反应结果是烦恼的时候，联结力量就削弱。效果律说明，一个导致成功或奖励的行为比没有得到奖励的行为更可能被重复。例如，在学习护理技术操作时，如果学生能及时得到教师的正向鼓励，他们的学习热情会更高，所学到的操作技能也会记忆更深刻。

桑代克学习理论在教育心理学的发展中占有重要的地位，是第一个系统的教育心理学理论。他提出的学习规律涉及范围极广，其中的主要学习规律一直是学习心理学中重要争论点和主要研究课题。

四、斯金纳操作性条件反射理论

斯金纳（B. F. Skinner，1904—1990）是美国著名教育心理学家，他继承并发展了桑代克和华生的理论，进行了大量而持久的动物实验研究，是操作性条件反射理论的创始人。操作性条件反射比古典条件反射更接近于日常生活所进行的学习。斯金纳把他的理论和具体研究广泛地应用于教学仪器和程序教学中，在教学中具有较大的影响。他的理论对于了解人类的学习、提高人们的学习效率等具有一定的价值和意义。

（一）斯金纳的动物实验

斯金纳所用的实验装置被称为斯金纳迷箱（图2-2）。斯金纳迷箱内部有可以让动物通过某些操作获得的奖励性的食物丸。这种实验装置是在迷箱内装一个小杠杆，小杠杆与传递食物丸的机械装置相连接，杠杆一旦被压动，一粒食物丸就会滚进食盘。实验时，斯金纳把小白鼠放入迷箱，与桑代克实验中的猫相似，小白鼠起初只是盲目地活动，当它踏上杠杆时，即有食物丸放出，从而获得了食物。它一旦再按压杠杆时，第二粒食物丸又滚进食盘。反复几次之后，这种条件反射很快就形成了。小白鼠会在箱内持续按压杠杆，反复取得食物，直至吃饱。另一种装置是在箱壁上装有一个可以被照亮的小圆窗，当窗子亮了并且被啄时，一个食物球就被送到食物盘内。斯金纳把一只饥饿的鸽子放入箱内，鸽子起初在里面乱撞、乱啄，直到偶然啄到了亮的窗子，自动装置就送来一个食物球，鸽子吃到了食物。若干次重复后，随意的行为停止了，只要鸽子一被放入箱子，它便会去啄窗户以获得食物球。斯金纳认为，食物在这里的角色是行为的强化剂，也就是说，重复发生的啄窗子的行为是由于有食物作为

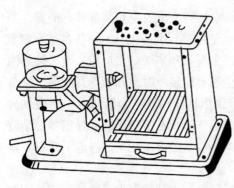

图2-2　斯金纳迷箱

奖励伴随其后。

（二）斯金纳学习理论的主要观点

1. 学习行为 斯金纳认为，有机体的学习行为可分为应答性行为和操作性行为两类。

（1）应答性行为（respondent behavior）：是由已知的刺激所引起的反应，可写成公式 S（刺激）→R（反应行为）。例如，在巴甫洛夫的古典条件反射实验中，如在给食物之前给予铃声刺激，重复多次后，单独给予铃声刺激就可引起狗的唾液分泌，其中强化物（食物）要与条件刺激物（铃声）同时或稍后出现，使动物学会对信号做出反应（唾液分泌）。婴儿学会对语言和信号刺激做出反应也是应答性行为。

（2）操作性行为（operant behavior）：是由有机体自身发出的行为，而没有已知的刺激，因而操作性行为也称为自发性行为，可写成公式 R（反应行为）→S（刺激）。例如，在斯金纳迷箱中，当小白鼠踏上杠杆（反应行为）时，即有食物丸放出，获得食物（刺激和强化物），其中反应行为发生在给予刺激之前。

以上两种学习行为对生物体的生存和发展是同等重要的，但斯金纳更强调操作性行为。他认为古典条件反射与教育学所关心的学习行为联系较少，因为这种条件反射的发生不会影响或改变动物所处的环境，也就是说动物自身不能控制事件的发生，而操作性行为更能代表实际生活中人类的学习情况，例如，在儿童语言的发展过程中，婴儿在 7 个月左右开始无意识地发出"爸爸""妈妈"等音节，这种自发的发音行为立刻会得到成人的鼓励和奖励，从而使儿童继续学习和应用语言。

2. 强化原则 斯金纳通过实验总结出操作性条件反射具有以下 4 个强化原则。

（1）正性强化（positive reinforcement）：即指某种具体行为的后果或效果是积极的，就能增加该行为再次出现的概率。在斯金纳迷箱内，小白鼠按压操作杆可以得到一个食物球，从而增加了它产生这种反应的概率。教师如果对表现良好的学生报以赞许的微笑，或者在记分册上给予肯定的评价，则可以促进学生良好表现的出现。正性强化还可通过给予荣誉、物品、情感、关注和赞同等方式实施。

（2）负性强化（negative reinforcement）：即指某种具体行为可以避开某种不愉快的后果，则会增加该行为重现的概率。在斯金纳迷箱里，当小白鼠被放置于电击这一不良刺激时，它可通过按压操作杆这一特殊反应以关掉电源，从而逃脱电击这种不良刺激。这种负性强化也增加了产生按压操作杆这种反应的概率。有些学生为了避免考试不及格、被家长和教师批评等不愉快的结局而努力学习就是一种负强化。又例如，护理专业学生在医院实习时为了避免"因其技术操作不熟练而遭患者责难"的难堪结果而努力反复练习操作过程，直至操作熟练。

（3）惩罚（punishment）：即指某种行为可以导致某种不愉快的后果，个体为了避免这种后果，会减少做出这种行为的概率。惩罚不同于负性强化，它的不良刺激是发生在动物反应之后。如果在斯金纳迷箱里，按压操作杆的行为会导致小白鼠遭遇电击，那么它按压操作杆这一行为的概率就会减少。同样，一名学生因多次上课迟到而被罚以增加课后作业，为此，他会主动减少迟到的概率。

（4）强化消退（omission of reinforcement）：即指在反应之后，如果不继续给予强化，反应行为就会逐渐消失。在斯金纳迷箱里，如果小白鼠按压操作杆的结果不能得到食物这一强化剂（奖励），反应的概率就会逐渐减少。强化的消失最终导致反应的消失。例如，如果教师对学生所表现出的良好行为和所取得的成绩从不给予表扬，其结果可能是学生们不再去努力反复做出良好的表现。

斯金纳认为，行为的塑造可以通过正性强化、负性强化、惩罚以及强化消退这4种方式来完成，其中正性强化效果最佳，惩罚收效最少，负性强化居中。由于人总是处在复杂的环境之中，因此对人的行为进行塑造时，需要综合应用上述4种强化方式，而不能简单地局限于依赖某一种强化。此外，斯金纳对强化剂也进行了分类，并指出人类的大部分行为并不是通过食物、饮料等初级强化剂来进行强化的，而是通过金钱、名誉和情感等二级强化剂进行强化的。

3. 强化程序 斯金纳理论的中心原则是强化，他通过大量有关强化类型及其对动物反应影响的研究引出了"强化程序"这一概念。斯金纳把强化程序分为两种类型：一种是持续性的，另一种是间断性的。在持续性强化中，动物每一次反应均被强化，如小白鼠每一次按压操作杆都可获得一粒食物丸；在间断性强化中，强化不是持续性给予的，如小白鼠并不是每一次按压操作杆都可以获得一粒食物丸。间断性强化还可以进一步分为比率强化和时间强化两种，前者强化取决于动物反应的速度，后者强化取决于时间。此外，上述每一种类型又可以按固定的或变化的特点进一步分类，因此间断性强化可以分为以下4种类型。

（1）固定间隔强化：指反应在固定的时间间隔里被强化。例如，以2分钟为间隔时间给予强化，即不管小老鼠按压多少次操作杆，都是2分钟获得一个食物球。研究结果指出，强化之间的时间间隔越短，动物反应的速度就越快；相反，强化之间的时间间隔越长，动物反应的速度就越慢。

（2）变化间隔强化：指强化发生在变化的时间间隔里，有时长，有时短。例如，有时2分钟给予强化，有时3分钟给予强化。

（3）固定比率强化：指强化发生在预定的若干次反应之后。例如，小老鼠每次按压操作杆反应之后给予强化（一个食物丸），或每按压3次操作杆反应之后给予一次强化。

（4）变化比率强化：指强化不是按预定的反应次数进行，而是发生在变化的反应次数之后。例如，有时在小老鼠按压了8次操作杆反应后给予强化，有时却在按压了2次操作杆反应后就给予强化，即强化的比率是变化的。

由此可见，强化程序的重要性在于不同强化类型能够导致不同行为反应速度，表现在：

（1）在固定间隔的强化中，强化之间的时间间隔越短，动物的反应速度就越快。

（2）比率强化比时间间隔强化反应的速度快，这可通过强化对动物的影响来解释。因为比率强化可以使动物通过加快其反应速度来使强化发生频率更高。相反，在时间间隔强化里，强化的发生仅仅依赖于时间，反应的速度对于强化的给予频率没有影响。

（3）变化的强化程序比固定的强化程序造成的反应速度快，其中变化比率强化可以带来持续的高反应速度，动物通过极快的反应以便在若干次不定的反应之后获得强化，这种强化程序甚至可以使动物疲劳至死。因此，在变化比率强化时，由于强化是在变化的数量之后给予的，动物不知哪次行为反应可获得强化，因而会不断地反应，从而使这种强化程序对行为消失具有最强的抵抗力。

五、行为主义理论在护理教育中的应用

（一）桑代克学习理论在护理教育中的应用

1. 准备律的应用　教师做好教前准备，应充分做好学生学情分析和教材分析，精心设计教学过程的每一个环节，备齐各种教学文件。学生做好学前准备，通过布置学生课前预习任务和课前导读，引导学生在课前复习旧课、预习新课，根据教师所规定的范围、内容和方法收集资料，激发其学习动力，唤起学习需要，让学生在最佳的状态下接受学习。

2. 练习律的应用　教学实施后，例如对护理操作技能进行示范后，要安排学生练习的时间，指导学生练习，使其达到熟练的程度。

3. 效果律的应用　教师要对学生的练习给予积极的反馈。对于学生学习方面的进步以及表现优异之处及时给予表扬和鼓励，使学生产生满足感，增加学习兴趣，增强学习的效果，即学习的联结。

（二）操作性条件反射理论在护理教育中的应用

1. 应用强化原则　强化是操作性条件反射的一个基本原则，学者们认为通过正性强化可使学生获得更多的快乐、更强的自尊和自信，从而促进成功的学习。护理教师也应更多地应用正性强化的原则，不论在课堂上还是在临床护理教学中，及时的积极反馈都是必需的。教师应该多运用表扬、点头、微笑等作为对学生的奖励，以起到强化作用。例如，一名护理教师想塑造学生在课堂上积极回答问题的行为，在最初，教师不论学生所回答问题的答案正确与否，只要学生主动回答问题，就给予表扬，而不是只有当学生回答正确时才给予表扬，这样，学生的回答问题行为就有可能不断增多。此外，在临床教学中，教师应充分考虑临床环境给学生带来的陌生感和焦虑感，因此，在临床教学过程中应多给予学生正性反馈以增加其学习信心和兴趣，充分发挥自己的潜力。

2. 应用强化程序　不同的强化程序可以导致不同的反应速度。在固定间隔强化中，强化之间的时间间隔越短，则对学习行为的保持越有效。因此，学校每周进行周测验、病房每天进行病例报告的方式要比只集中在期末进行一次考试的强化方式效果更好。同时，由于变化间隔的强化比固定间隔的强化方式更有效，因而不定期进行小测验、病例报告等可以促进学生不断学习。在比率强化中，变化比率这种类型可以提高反应速度。当学习一个新的护理技能时，如学习静脉穿刺，应该在最初阶段频繁地给予强化，随着表现的改善，强化可减少频繁性，最终只对其中真正有效的表现才给予强化。

3. 应用行为塑造理论　斯金纳的程序教学强调小步骤原则，即每一步教学的难度不要过高，以使学生答对的概率增高，也就使其获得正性强化的概率增多。因此，护理教学应因人而异，学生应自定步调，以免某些学生因学习速度慢、对难度大的知识出现较高的错误率而产生消极情绪。程序教学可通过及时强化的方法调动学生的积极反应和参与学习活动，从而使学生获得学习的乐趣和信心。目前应用计算机教学软件进行教学和课后练习的方式就可以说是斯金纳理论的具体应用。

第二节　认知理论

一、认知理论的产生及主要代表人物

认知心理学是 20 世纪 50 年代在美国等西方国家兴起的一种心理学思潮和研究领域，目前成为心理学研究的一个主要方向。它研究人的高级心理过程，主要是认识过程，如注意、知觉、表象、记忆、思维和语言。认知心理学在西方心理学中的出现和发展具有一定的进步意义。它反对在西方心理学中统治多年的行为主义和弗洛伊德主义。认知理论的主要代表人物包括：托尔曼（E. C. Tolman，1886—1959），他提出了认知目的说；奥苏泊尔（D. P. Ausubel，1918—2008），他提出了学习的同化理论；布鲁纳（J. S. Bruner，1915—2016），他提出了发现学习理论；加涅（R. M. Gagne，1916—2002），他提出了指导学习理论等。认知心理学在具体问题的研究方面、在扩大心理学研究方法方面均有所贡献。

二、认知及认知心理学的概念

认知一词常被用于描述内在的思维过程，如思考、学习、记忆、领悟、感知及运用知识解决问题。因此，认知也被称为信息加工，即对感觉输入信息的转换、储存及使用等的加工过程。认知心理学重视心理学研究中的综合观点，强调各种心理过程之间的相互联系和相互制约。认知心理学主要研究的就是思维的过程，包括知识的获得和应用。

三、认知心理学与行为主义心理学的主要区别

认知心理学与行为主义心理学在关于研究对象和方法这样的基本问题上存在着明显差异。在心理学研究对象上，行为主义主张研究外显的、可观察的行为，而不管内部的心理过程；认知心理学则把研究重点转移到内部心理过程。在研究方法上，行为主义强调严格的实验室方法，排斥一切主观经验的报告；认知心理学则既重视实验室实验，又重视主观经验的报告。在学习理论上，行为主义以经验主义或还原主义作为其思想基础，认知心理学则是以理性主义哲学作为其思想基础。行为主义和认知心理学的学习理论在学习的概念、内容、方式、作用以及如何测量学习等问题上存在着明显不同。在学习的产生方式上，行为主义心理学强调刺激反应的联结、行为的变化，认为由外部强化的练习所引起的行为变化便是学习；认知心理学则强调人这种有机体的能动作用，认为学习是个人对情景的理解、组织，是对外部事物的内部反映的结果，同时强调内部强化。在学习的内容方面，行为主义着重于学习的结果，认知心理学则着重于学习的过程。在测量学生的学习效果问题上，行为主义侧重于测出行为的速率及行为中错误的比率变化；认知心理学侧重于了解学习这一行为的基本模式或模型，他们认为有机体的反应不是针对情景中的各部分，而是针对整个情景模式。在学习效果的获得方面，行为主义学派强调学习的渐进过程，认为学习行为主要是在渐进性地尝试错误（如桑代克的观点）的过程中习得的；而认知心理学的早期代表（如格式塔学派）则认为，学习是通过理解、分析、思维、创造性和自我激

发等过程来进行的。在学习过程的影响因素问题上，行为主义强调环境的作用，特别是感觉经验的作用，认为学习需要不断地通过奖励、榜样的替代强化等刺激来控制；而认知心理学除承认环境具有一定的影响作用外，认为学生对自己学习能力的评价、对学习重要性的认识、对学习过程的体验等认知内容也是重要的影响因素。此外，认知心理学还特别强调由遗传作用保留下来的图式或认知结构的作用，强调人与环境的交互作用。

四、信息处理学习理论

信息处理学习理论（information processing theory of learning）是一种认知学习理论，它关注人类思维和学习过程中信息的获取、处理和存储。该理论主要把人看作是一个信息加工的系统，认为认知就是一种主动的、有组织的信息加工，包括感觉输入的收集、加工、储存和提取的全过程。按照这一观点，认知可以分解为一系列阶段，每个阶段是一个对输入的信息进行某些特定操作的单元，而反应则是这一系列阶段和操作的产物。在此过程中，具有三个特点：①信息处理是阶段性的；②各阶段的功能不同，前者属于暂时性，后者属于永久性；③信息处理不是单向进行的，而是个体与刺激之间发生复杂的交互作用。信息加工系统的各个组成部分之间都以某种方式相互联系着。在这种交互过程中，环境中本属于物理事件的刺激，影响个体感官时先转换为生理事件（神经传导），而经感觉器官的登记后转换为心理事件。信息加工观点提出的基本问题是：信息加工有哪些阶段？人类心理中，信息是以什么形式表示的？

（一）人类的记忆系统

记忆是信息加工心理学研究的核心内容之一。按照信息加工的观点，记忆是信息的输入、编码、储存和提取的过程，它能更全面地体现信息加工系统的工作流程。记忆有三级信息加工模式，认知心理学家一般将信息处理分为感觉记忆、短期记忆及长期记忆3个阶段，每个阶段的记忆协同工作，共同构成人类的记忆系统。

（1）感觉记忆（sensory memory）：是信息加工的第一个阶段，又称瞬间记忆。在信息加工过程中，外部信息首先通过感觉器官进入感觉记忆。感觉记忆的特点是容量大、信息保持的时间非常短，只有1秒左右。感觉记忆保留了大量的感官信息，但这些信息并没有被加工和编码，信息保留原状，也没有被转移到更持久的记忆存储中，只有受到注意的信息获得识别进入短期记忆。

（2）短期记忆（short-term memory）：是信息加工的第二个阶段，也被称为工作记忆、初级记忆或短期储存，是一个信息加工的缓冲器，其中的信息处在意识活动的中心。其特点是：①信息保存的时间短暂：短期记忆在有限的时间内，接受经过感觉器官记忆的信息，并做出适当的反应。而信息保留的时间也只有1分钟左右；②信息容量有限，一般人在一瞥之下平均只能记忆7位数字，个体差异上限、下限分别为5位及9位（7±2个信息组块）；③承担感觉记忆和长期记忆的中间纽带：不经过短期记忆适当的加工，长期记忆所保持的信息就不能直接被人所认识；④具有运作性：短期记忆对来自感觉记忆及长期记忆的信息进行两方面的有意加工。一方面，短期记忆通过注意、重复和组织等加工过程来维持和延长信息的存储时间，以便进一步处理和转移到长期记忆；另一方面，它又根据当前认知活动的需要，从长期记忆中提取储存的信息进行操作。

（3）长期记忆（long-term memory）：是信息加工的最后一个阶段，指保存信息长期不被遗忘的永久记忆。其特点是：①信息保留的时间长，一般在1分钟以上，包括数年、数月，甚至终生，跨度极大；②信息的来源为经过短期记忆加工过的内容；③容量很大，是具有备用功能的信息库，人积累的大量知识经验都贮存在长期记忆中，其中不用的内容处于一种潜伏状态，需要时可以在激活信号的作用下回到意识状态，被提取到短期记忆中进行处理。长期记忆可以分为两种类型：显性记忆（explicit memory）和隐性记忆（implicit memory）。显性记忆是指意识到的、有意识回忆的记忆，包括事实记忆（如事实和事件）和回忆记忆（如个人经历）。隐性记忆是指无意识的、自动的记忆，包括技能记忆（如骑自行车）和条件反射（如眨眼）等。

（二）记忆的基本过程

记忆作为一个复杂的心理过程，包括识记、保持和回忆3个阶段。

1. 识记（memorizing） 识记是人们识别并记住事物的过程，即认识某一事物，并在头脑中留下印痕的过程。它是记忆的第一环节，要提高记忆，必须具有良好的识记。

识记有不同的分类方法，根据识记的目的及意志力程度，可以划分为无意识记（involuntary memorizing）和有意识记（voluntary memorizing）。无意识记是指事先没有预定目的，不需要意志努力的自然识记，也称不随意识记。这类记忆是最大量的，其特点是不易疲劳，但有很大的被动性、偶然性和片段性。有意识记是指事先有预定目的，并经过一定意志努力的识记，又称随意识记。它具有主动性特点，适宜完成系统性和针对性的识记任务，是学习活动最主要依靠的识记类型。

根据识记的理解性及方法，可以划分为机械识记（rote memorizing）和意义识记（meaningful memorizing）。机械识记是指在不理解材料意义的情况下，采用多次机械重复的方法进行的识记。这种识记的效率相对较低，且容易遗忘，但准确性高、使用面广，仍是识记活动中不可缺少的种类。意义识记是指在理解材料意义的基础上，依靠材料本身的内在联系进行的识记。这种识记和积极的思维活动密切联系，又往往运用已有的知识经验，因而提高了识记的效率和巩固性。在日常生活中，有意识地利用意义识记，并辅之以机械识记，达到在理解的基础上熟记，是最好的记忆方法。

2. 保持（retention） 保持是识记的事物在头脑中储存和巩固的过程。它是记忆的第二个环节，是实现回忆的必要前提。保持并非是原封不动地保存头脑中识记过的材料的静态过程，而是一个富于变化的动态过程。这种变化表现在质和量两个方面。质的变化反映为个体并没有原封不动地保持识记信息的原样，而是不断地受个体已形成的心理结构制约，对信息进行主观加工；量的变化反应一般表现为识记的内容随着时间的进程呈减少的趋势，甚至遗忘。

3. 回忆（recall） 回忆是对头脑中保存事物的提取过程。这也是记忆的最后一个阶段。回忆分为两个不同的水平：再现及再认。

再现（reproduction）：是当识记过的事物不在时能够在头脑中重现。这是一种高水平的回忆，如学生在做闭卷问答题时，回忆学过的内容。再现按目的性划分，可以分为无意再现和有意再现。无意再现是指事先没有预定目的，也不需要意志努力的再现。例如，人们触景生情回忆起某事，便是无意再现。有意再现则是指有预定目的、自觉的再现，如回忆某人的地址，以便去拜访。再现按中介划分，可以分为直接再现和间接再现。直接再现是指没有中介联想而回忆起某事的再现，如脱口叫出多时未见的老朋友的名字。间接再现是指借助中介联想而回忆某事的再现，如想不起某一公式，但经过推断性联想又重新回忆起来了。

再认（recognition）：是当识记过的事物再度出现时能够把它识别出来。人们往往以为不能重现识记过的事物就是遗忘，其实，能识别再度出现的事物，也是回忆。

（三）遗忘的规律

遗忘和记忆保持是矛盾的两个方面。记忆的内容不能保持或者提取时有困难就是遗忘，如识记过的事物，在一定条件下不能再认和回忆，或者再认和回忆时发生错误。遗忘有各种情况，能再认不能回忆称为不完全遗忘；不能再认也不能回忆称为完全遗忘；一时不能再认或重现称为临时性遗忘；永久不能再认或回忆称为永久性遗忘。

遗忘的常见规律如下。

1. 先快后慢的遗忘进程　德国心理学家艾宾浩斯（H. Ebbinghaus）最早研究记忆与遗忘的规律。他以自己作为被试者，利用无意义音节作实验材料测量遗忘的进程，将实验结果绘制成艾宾浩斯遗忘曲线（图2-3）。该曲线反映了遗忘变量和时间变量的关系，揭示了遗忘进程先快后慢的动态规律，即遗忘的进程是不均衡的，在识记后的最初阶段遗忘速度很快，以后逐渐缓慢。例如，在学习结束20分钟后大约忘记了41.8%，保持住58.2%；1天1夜后，忘记了66.3%，保持住33.7%；第6天，忘记了74.6%，保持住25.4%；而到第31天，遗忘的量却与第6天相差不大。

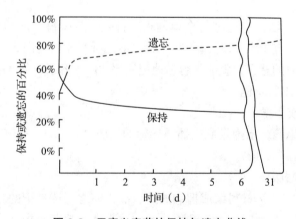

图2-3　无意义音节的保持与遗忘曲线

2. 识记材料的特点对遗忘有显著的影响　熟练的技能遗忘得最慢，形象材料比抽象材料容易长久地保持；有意义材料比无意义材料遗忘得慢一些；理解了的内容遗忘速度慢，不理解的内容遗忘速度快；识记材料很多时遗忘速度快，较少时遗忘速度慢。对于系列材料，首尾容易记住，中间部分容易遗忘。

3. 学习程度对遗忘的影响　学习程度越高，遗忘速度越慢。对材料记得越牢固，遗忘的速度自然就越慢。研究证明，过度学习能够提高保持的效果，减少遗忘。所谓过度学习，是指在学习进行到刚刚能回忆起来的基础上进一步地学习。一般来说，过度学习所用时间以 150% 为效果最佳。这样既不浪费学习时间，又能取得好的保持效果。

（四）保持记忆、减少遗忘的方法

影响记忆保持或导致遗忘的原因很多，为了巩固学习的知识，可从各个方面创造有利于保持的条件。

1. 学习材料要适量　如果一次记忆的材料过多，记忆效果就不会好。例如，一名学生平时不努力，期末才开始背书，他不可能在短时间内记住整个学期所教授的知识。

2. 有意义、有组织的材料比无意义的材料更易记住，并保持长久　例如，让学生背诵一个个相互之间没有联系的概念，不如让他们先将这些概念相互联系起来再进行记忆。

3. 学习材料的熟记程度和有效方式有助于减少遗忘　记忆技巧又称记忆术，可用一些巧妙的组合方案把所要记忆的内容编成条款，以加强学生对知识的记忆及保持。常用的记忆技巧有以下几种。

（1）轨迹法：将外界事物的视觉形象与要记忆的事物结合起来以帮助记忆。运用这个方法时，学生首先在脑海中想象一个熟悉的地方。例如：学生想要记住护理程序的各个步骤，他可以用 4 个有特别顺序的房间进行记忆。当他回忆这些内容时，就相当于做一次思想旅行：在家里客厅的桌面上找到评估的内容，在书房找到护理诊断，在卧室找到护理计划，在厨房找到实施内容，并在长沙发上找到评价的表格。

（2）关键词法：这种方法在学习外语词汇时及学习大段文章时较为有效。

（3）谐音法：利用读音的相近或相同把所记内容与已经掌握的内容联系起来记忆。例如。将"amoxicillin"（阿莫西林）与"a mouse in"（一只老鼠在）谐音，可以帮助记忆这种抗生素的名称。

（4）首字母缩略词法：它是把每个单词垂直排列，其中每个词的首字母组成一个词。例如，在学习对新生儿进行评估时，学生可能记不住所要评估的内容，但如果记住首字母缩略词及每个字母代表的意思，就能很容易地记住评估的内容了，如 Apgar 评分的内容是：

A（appearance）皮肤颜色

P（pulse）脉率或心率

G（grimace）扮鬼脸，指弹足底或插鼻导管的反应

A（activity）活动，肌张力

R（respiration）呼吸

（5）口诀法：是将记忆材料编成押韵的顺口溜，使之易读易记的方法。例如，可用口诀"内外夹弓大立腕"分别对应七步洗手法的"洗手掌、洗背侧指缝、洗掌侧指缝、洗指背、洗拇指、洗指尖、洗手腕和手臂"。

（6）联想法：利用事物之间的相似、接近、对比等帮助记忆。例如，要记忆心脏的结构和功能，可以将心脏形象联想为一朵盛开的鲜花，每个花瓣代表心脏的不同部分或功能，这样有助于学生记忆和理解心脏的构造和功能。

（7）特征法：是通过对事物或文字的观察、比较，辨别其差异，找出主要特征，达到准确记忆的方法。

（8）列表法：是通过制表的方法将复杂的学习材料由繁化简的记忆方法。

（9）系统法：是将学过的知识分门别类加以整理使之系统化的方法进行记忆。

（10）推理法：是通过推理的方法找出材料之间的逻辑关系以强化记忆的方法。例如，学生可以推理出利尿药具有促进尿液排出的作用，从而可以推断出利尿药可能会导致体液和电解质的失衡。

4. 要合理组织复习，以使记忆痕迹不断得到强化和巩固 应注意：①及时与经常复习相结合，因为遗忘有先快后慢的趋势，因此复习必须及时，同时经常复习也是十分必要的，以防止持续不断的遗忘；②分散复习与集中复习相结合，对学习内容进行分散多次的复习比集中一次复习效果好，学生若只在考试前进行集中复习，会造成身心疲劳，而且记忆效果差；③反复阅读与尝试回忆相结合，复习时要避免单纯阅读、重复，应尝试合上书本，进行回忆，使大脑处于活跃状态会增强记忆。

五、布鲁纳的认知发现学习理论

美国心理学家布鲁纳（J. S. Bruner，1915—2016）是认知发现学习理论的主要代表人物。他的研究工作对教育学思想产生了深远的影响。布鲁纳和其他认知学理论家一样，认为学习是对环境的主动适应过程。他极力反对把人当作被动的接受者以及把学习当作只是一连串刺激 - 反应的联结。他认为人的认知过程是通过主动地把进入感官的事物进行选择、转换、储存和应用，以达到学习、适应和改造环境的目的。其主要观点为：

（一）学习是主动地形成认知结构的过程

认知结构是指一种反映事物之间稳定联系或关系的内部认识系统，或者说，是某一学习者的观念的全部内容与组织。人的认识活动按照一定的顺序形成，发展成对事物结构的认识后，就形成了认知结构，这个认知结构就是类目及其编码系统。

布鲁纳认为，人是主动参与获得知识的过程的，是主动对进入感官的信息进行选择、转换、存储和应用的。也就是说，人是积极主动地选择知识的，是记住知识和改造知识的学习者，而不是一个知识的被动接受者。布鲁纳认为，学习是在原有认知结构的基础上产生的，不管采取怎样的形式，个人的学习都是通过把新得到的信息和原有的认知结构联系起来，去积极地建构新的认知结构的过程。

（二）学习的 3 个过程是学生主动建构新认知结构的过程

布鲁纳认为学生在学习一个内容时包括新知识的获得（acquisition）、知识的转化（transformation）和知识的评价 3 个过程。

1. 新知识的获得 新知识的学习通常基于对某事物的了解之上，这是与已有知识经验、认知结构发生联系的过程。例如在给学生讲授循环系统知识时，绝大多数学生可能已经知道了血液循环的存在。新知识与原有知识的联系是各种各样的：可能与学生原有的知识相符合、相违背或者仅仅是复习。

2. 知识的转化 知识的转化是指新信息被分析和处理，以便能在新的情况下使用。例如，学生在掌握成年肺炎患者的护理知识后，应能够在学儿科肺炎患儿的护理时，将原来的知识转化，使其适用于儿科患者。

3. 知识的评价 知识的评价是指对知识转化的一种"核实"，检验信息处理过程中的每个环节是否正确。

（三）应当重视学科的基本结构，即编码规律

1. 重视学科的结构　布鲁纳认为，知识总是有结构的，知识结构是人们对于客观事物构造出的一种主观模式。学校的课程设置应注重将学科内容结构化。学科的基本结构包括：①该学科的基本知识结构，即基本概念、原则和原理，以及它们之间的关系；②学习该学科的主要方法和态度。因此，教学的重要目的是教授学生如何进行事物间的联系，通晓某一学术领域的基本观点，以及了解本学科的科研动态，并且注重培养学生独立解决问题的能力。布鲁纳认为，学习的目的在于为学生将来的发展打下基础，这一目标是通过学习转化过程实现的。学习的转化主要通过以下 2 种途径实现。

（1）特定技能的转化：如学习无菌原则和成人注射技术后，这些原理和技能可通过适当的转化，进一步应用于儿科患者。

（2）一般原理的转化：如在中小学阶段学习的数学和语文知识可用于今后的各种学习和工作中。这种转化形式是教育过程的基础，它依赖于对整个学科结构的全面理解。

布鲁纳认为，学习是一个对事物进行分类的过程，即将事物按其共有的属性进行分类。把新事物与某一类别的独特属性比较后，便可以确定它所属的类型，并推断它的类别特性。在区分一个事物时，一般按以下 4 个阶段进行。

（1）初步分类阶段：即把事物与其背景分离开。

（2）寻找线索阶段：这种过程可能是有意识的，也可能是无意识的，人们用得到的线索尝试着将事物分类，即暂时性的分类，这样可以缩小寻找范围。

（3）确认阶段：即检验暂时性分类是否正确。

（4）确认完成阶段：此阶段停止了对线索的搜寻，额外的线索被或多或少地忽略了。

通过上述过程，事物就能被鉴别和分类。例如，学生在课堂上学习了细菌性肺炎和病毒性肺炎患者的护理知识，而在临床实习时遇到了一个支原体肺炎患者，支原体肺炎护理的知识对学生来说是一个新知识。但是，如果学生掌握了肺炎患者护理的一般原则，则可以通过初步分类（判断患者属于呼吸系统疾病患者）、寻找线索（通过病史和体格检查资料判断患者属于肺炎患者）以及确认检验（进一步寻找资料判断患者属于支原体肺炎患者）等步骤，运用已有的知识对新患者提供护理。

2. 运用信息的编码系统　布鲁纳将复杂信息的学习称为编码系统。一个编码系统由一系列类别组成。编码系统是按等级排列的，最特定的信息位于最低一级。在等级排列中，上一级的每个类别要比下一级的类别更具普遍性。这样可以由上而下引出所有编码系统中的概念。在这种等级排列的系统中，最上面几级的类别包含了所学内容的普遍原理。学生在学习中可以运用已掌握的普遍原理，不断加入新的内容，也就是不断地在下一级中加入新的特定类别，同时，也便于记忆编码系统中的事物。

图 2-4 为骨折的信息编码系统，最特定的概念在底部，即骨折和较具体的一些分类。对编码系统的掌握受许多因素的影响，如一名学生在完成学习任务时的学习场所以及学习时的动机等。此外，要想掌握好编码系统，我们还可以通过各种学习情境增加对编码系统的理解，特别是发现的学习。

（四）通过主动发现形成认知结构，提供发现的学习

发现的学习是指让学生独立思考，使学生通过积极参与过程发现所学内容的结构、掌

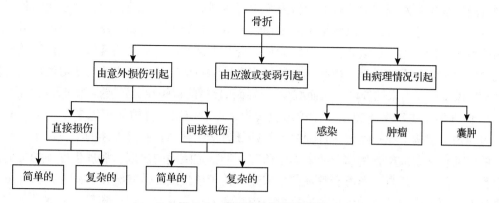

图 2-4　骨折的信息编码系统

握知识原理。发现的学习可以分为单纯性的发现和指导性发现两种。事实上，单纯性的发现不会收到预期效果，因为它没有方向性，也不可能被组织和控制。因此，指导性发现才是值得提倡的方法。教师的角色是提出问题，以激励学生通过积极的探索去寻找答案。在护理教育中，这种学习方法可能会使学生感到压力很大，因为他们始终被要求能以正确的答案来回答问题。但是，这样更可以去激励学生努力寻找资料以检验他的猜测是否正确。

布鲁纳认为发现学习的方式有以下几种作用。

（1）提高智慧的潜力：学生运用发现学习理论可以对新遇到的事物进行重新组织或转化，从而获得新的领悟。这样，不仅能发现规律性和相关性，还能使信息条理化，并能保证信息随时发挥其可能发挥的作用。

（2）使外来动机向内在动机转移：学生最好的学习动机莫过于对所学材料具有内在的兴趣，而且有新发现的自信感。

（3）学会发现试探法：发现试探法就是让学生独立思考、改组材料、自行发现知识的一种学习方法。布鲁纳认为，人只有通过解决问题的练习和致力于发现，才能学会发现的技巧。因此，教师应尽可能使学生成为自主和自动的思想家，独立地开拓某些领域。

（4）有助于知识的记忆：布鲁纳认为记忆的首要问题不是储存而是检索，而检索的关键在于组织，也就是知道去何处寻找信息和如何获取信息，即发现。因此，按照一个人自己的兴趣和认知结构组织起来的材料才是最有希望在记忆中"自由出入"的信息。

（五）布鲁纳理论在护理教育中的应用

1. 重视学科的基本结构　布鲁纳有关学科结构的理论意义十分深远。护理教师必须在讲授新内容之前解释最基本的结构和原理。在介绍一门新科目时，于最初阶段就介绍许多细节的内容是无益的，更合理的方法是先描述学科的基本概念、原理和总的发展概况。例如，微生物学是护理科学的一门基础课，通过学习，可以使学生了解关于无菌和抗生素等概念。最好的教学方法是首先概括性地回顾微生物学的基本概念，而不是向学生讲授有关细菌的非常专业的知识，这样才会使他们理解微生物学的主要结构，在知识结构中再进行细化学习。

2. 促进学生的发现学习　发现的学习方法对教师提出较高的要求，教师必须根据不同年龄学生的特点、学科性质和学习阶段来安排教学活动。教师还应为发现学习提供一种有利于独立思考的氛围，为学生创造发现的机会，帮助学生寻找有关资料并得出结论。护理教师首先让学生去发现在学习有关科目内容时所遇到的一系列问题，然后激励他们利用资料去寻求答案，这种方式可以使学生从主动学习中得到能力的训练。发现学习法也可以用于实验室的讨论活动，学生会努力解释为什么会产生某些反应和某些现象，这样，教学过程就会成为探索知识的过程。教师应在护理临床教学中更广泛地应用发现学习的原则，以激励学生探索广大的未知领域，从而减少对教师和教材的依赖性，发展推理和观察的能力。

3. 促进学生主动构建知识　在护理教育中，可以应用布鲁姆的理论来促进学生的深度学习和知识建构。在护理教学过程中，教师可为学生设计具有挑战性的学习任务，激发他们的思维和探索欲望，例如，要求学生研究一种特定疾病的病因、病理生理和相关的护理干预，让他们通过自主学习和整理信息来建立关于该疾病的认知结构。此外，教师可以提供学习资源和指导，让学生自主选择学习内容和方式，并通过讨论和反思来促进他们的知识建构。教师还可以引导学生思考和探索护理实践中的复杂问题，并鼓励他们提出自己的观点和解决方案，以促进他们的认知建构和创新思维。

第三节　社会学习理论

一、社会学习理论的产生及主要代表人物

社会学习理论兴起于 20 世纪 60 年代，试图阐明人如何在社会环境中学习，从而形成和发展自己的个性特点和才能，它在行为派和认知派之间架起一座桥梁，称为认知行为主义理论—社会学习理论。该理论的主要代表人物是美国斯坦福大学心理学家班杜拉（A. Bandura，1925—2021）。他强调人的社会行为是通过观察学习获得的，是对他人行为、态度和各种反应的模仿和认同。

二、社会学习理论的主要观点

社会学习理论认为个体在出生时除反射以外没有继承任何行为模式，任何事情都必须学习。这种学习产生于观察他人的行为，这比反复地进行"尝试与错误"的过程更能有效地学习到复杂的行为。社会学习理论的主要观点包括：

（1）人类大部分学习是发生在社会环境之中。行为被看作个体与环境的相互作用，也就是说，人和环境都是学习的决定性因素。

（2）注重个人内部认知因素对行为的影响。强调个人对环境中的人、事、物的认识及看法，在学习行为中扮演重要的角色。

（3）强调在社会情景中个体行为受他人的影响而形成。人的社会行为是通过观察学习获得的，是对他人行为、态度和各种反应的模仿和认同。通过观察他人的行为表现，人们习得知识、规则、策略、技能及态度等，也从观察其模仿对象（榜样）的行为及其后果了解到特定行为的效果与确切性。班杜拉认为学习环境中的刺激有两种不同的性质。①名义刺激（nominal stimulus）：指刺激所显示的外观特征是客观的、可以测量的，其性质对情景中的每个人都有同样的意义。②功能性刺激（functional stimulus）：指刺激所显示的特征使

情景中的人产生不同的认知及解释，人在与周围情景相互作用中形成个性行为。

（4）注重学习过程中的自我控制及调节作用，认为人的行为不仅受外部奖惩的决定，更重要的是受到自我奖惩的调节，但人的行为在多数情况下都是在没有外部强化的情况下通过自我强化控制及调节的。

（5）个体不仅通过已知的榜样来学习，而且能够通过综合利用许多榜样的特征进行独立性及创造性学习，以产生创造性行为。注意到了三种强化因素（外部强化、替代强化和自我强化）对学习的影响。尤其强调替代强化和自我强化的重要作用。

三、观察学习及其阶段

社会学习（social learning）又称观察学习（observational learning），即通过榜样进行学习，换言之，个体通过观察他人的行为而进行学习。班杜拉将观察学习分为注意阶段、保持阶段、复制阶段和动机阶段 4 个阶段。

（一）注意阶段

在注意阶段（attentional phase），学习者开始集中注意观察榜样及其行为模式。此期的学习可受到榜样的特征、观察者的特点以及他们之间关系的影响。

（1）榜样行为的特殊性、复杂性、可用性都会影响学习。实验表明，那些具有地位、威望和权力的人是更有效的榜样，更容易引起观察者的注意和学习。例如，护理专业学生在实习时会更多地观察护士长或临床护理教师的行为。

（2）观察者（或学习者）自身的特点，如个性特点、觉醒程度、态度、运用信息能力、感知觉能力以及过去的经验等会影响学习。例如，当学生做好学习的心理准备，迫切希望学习某项技能时，他会注意观察教师的行为。

（3）榜样与观察者之间关系的好坏、接触的频率以及人际间吸引力等同样影响学习。例如，在临床护理带教过程中，教师和学生之间保持相互信任，同时学生对教师的行为十分赞赏时，会取得较好的学习效果。

（二）保持阶段

在保持阶段（retention phase），学习者记住了榜样的行为并在大脑中回忆、演练其行为的执行过程，或通过外显的练习活动，将观察到的榜样行为在自己身上初步表现出来。例如，护理专业学生观察了教师与患者的沟通过程和行为后，会在脑海里演练自己如何与这样的患者进行沟通，或者与其他同学一起相互练习。

（三）复制阶段

在复制阶段（reproduction phase），学习者真正能够执行所观察到的行为，能够通过自我观察，评价自己行为的精确度，并进行矫正和反馈。如学生会将从榜样学到的沟通技巧真正应用于与患者的沟通过程，并随着不断地评价和反馈，逐渐提高沟通技能。

（四）动机阶段

在动机阶段（motivational phase），学习者通过强化作用来增强学习效果。如果观察者看到榜样行为是有价值的，就更有可能去学习这种行为。例如，学生主动与患者沟通的行为得到教师的赞赏时，会进一步做得更好。但是在社会学习理论中，强化并非必不可少，它对学习只起促进作用。班杜拉提出强化可以包括以下 3 种形式：

1. 外部强化（outside-reinforcement） 强化可以是外来的，且直接对行为结果产生作用，如得到奖金、物质奖励、精神鼓励。

2. 自我强化（self-reinforcement） 强化可以是内在的自我调节性强化。个体在行动之前便已制定好行为目标和评价标准，当其完成预定目标时，就对自己进行积极评价和奖励。例如，一个学生对所学的某一门课程给自己定了一系列目标，当他达成目标时，可以外出看一场电影的方式来奖励自己。但是，当不能按标准达成目标时，就对自己产生消极的评价并进行惩罚。

3. 替代性强化（vicarious reinforcement） 又称代受的强化，当观察者看到榜样通过进行某种行为而获得正性强化时，学习榜样行为的可能性就增高，称为替代性强化。即人的行为不经过直接的外部强化，只要体验到榜样所受到的强化，就能了解哪些行为是被肯定的，哪些行为是被否定的，从而形成与榜样相一致的行为。例如，当一个学生看到别的同学因为做某事而受表扬时，他去模仿这一行为的可能性就增高。

社会学习理论很好地解释了许多社会性行为的学习过程。但是，既然社会学习理论认为个体是通过已知的榜样来学习的，那么，它如何解释新的、创造性行为的发展和形成呢？班杜拉认为，新的反应行为是通过综合利用许多榜样的特征而产生的新的创造性行为。

四、社会学习理论在护理教育中的应用

1. 发挥护理教师的角色榜样作用 当护理教师与学生在一起时，教师本身就是一个角色榜样。作为一个专业角色榜样，护理教师应该具有广泛的专业知识和娴熟的工作技能，并表现出对护理工作的热情和良好的职业素质。因此，选择优秀的临床护理实践者来担任教学工作，有利于帮助学生成为一名合格的护理工作者，以实现教育目标。通过让学生在临床工作环境中，实际观察护士的临床工作行为，观察护士与患者、家属以及其他工作人员之间的交往行为等，从而学习人际间的沟通技巧和护理专业态度，形成职业道德观念。

2. 加强同伴学习 借助于学生之间的影响作用，将一些表现优秀的学生作为榜样，通过同伴间的相互学习，引导其他学生观察学习榜样学生的行为来提高自己的技能。教师对表现良好的学生应及时给予表扬等强化方式，以促进其他学生对其良好行为的观察和模仿。当然，教师也应该给能力强的学生以责任，鼓励他们保持良好的行为。

第四节 人本主义理论

一、人本主义理论的产生及主要代表人物

人本主义理论源于 20 世纪五六十年代，诞生于美国的"人本主义心理学"。该理论强调个体的主观体验、自我实现和人类的积极潜能，关注情感、态度和价值观在学习中的重要作用，重视人的价值和人格的发展，并强调教育要以学习者为中心。人本主义理论主要代表人物包括马斯洛（A. H. Maslow，1908—1970）和罗杰斯（C. R. Rogers，1902—1987）等。在人本主义心理学理论的影响下，教育领域先后出现了以"学生为中心"的学习模式

以及鼓励学生进行"自我指导的学习"的教育方法。

二、人本主义理论的主要观点

（一）强调情感、态度和价值观在学习中的重要作用

人本主义心理学强调人在学习行为中的作用，重视情感、情绪、志向、态度、价值观等在学习中所起的作用。人本主义理论学家认为学习是人自我实现的过程，应该相信任何正常的学习者都能自己教育自己，发展自己的潜能。人本主义心理学的观点认为应强调人们的目标而非其生理动力；应强调人们想要怎样或想做什么而非刺激对他们的影响；应强调现在的状况而非过去的经历；应强调人类经历的主观认识而非生活条件本身。

（二）重视人的价值和人格的发展

人本主义理论认为必须关心和尊重人的尊严、人的各层次需要，必须充分重视人的主观能动性、自身价值和创造性，学习过程应能促进人类的成长、个体的满足以及自我实现等。人本主义理论更强调人类的情感方面与认知和心理动力方面具有同等重要的地位。

（三）强调教育要以学习者为中心

人本主义理论认为必须把学习者作为学习活动的主体，在学习上，应给学生自己选择学习方式的机会。教学的任务是创造一种有利于学生发挥潜能的情境，使其学习潜能得以充分发挥。学校的课程应该为学生探测情感、考察态度与情绪、明确价值观、学习有效地进行交往及处理人际间关系提供指导和机会。应用人本主义理论进行教学还应注意两个方面，即教师与学生的关系以及课堂气氛。教师与学生之间的人际关系可影响课堂气氛，反过来，课堂上是否出现冲突与紧张气氛很大程度上也取决于师生关系的质量。

三、罗杰斯学习理论的主要观点

罗杰斯是美国心理学家，当代人本主义理论的主要代表人物，美国应用心理学会创始人之一。罗杰斯在进行心理治疗的过程中，发展了以患者为中心的心理治疗原则。以患者为中心的治疗者并不直接指导患者做什么，而是起一个促进者的作用，治疗者不对患者的行为做出正确或错误的评判，而是帮助、促进患者发展自我意识，加深对自己的了解，从而自己找到解决问题的答案。罗杰斯认为，这种非指导性关系也同样可以用于教师和学生之间，提出了以"学生为中心"的非指导性教学方法。

（一）以学生为中心的教学理念

罗杰斯认为，以"学生为中心"的教学方法有利于将人的情感活动和认识活动有效地协同起来，使人成为一个"完整的人"。罗杰斯在以学生为中心的学习理论中，提出了一系列学习的原则：

（1）人类具有学习的自然潜力。

（2）当学生认为学习内容与自己的目的有关时，学习会变得有意义。

（3）当学习的内容涉及改变自我时，会使学生体验到有威胁感，因而容易受到抵制。例如，学生在其他学校学习了某一项操作技术，但当他转入新的学校时，教师要求他按照新的操作规程完成这一操作，此时，学生会产生焦虑，觉得受到威胁，并且不愿意放弃原来已掌握的技术规程。

（4）当外在威胁最小时，学习中那些对自我有威胁的部分容易被理解和吸收。如上面所提到的例子，若教师能够对该学生采取关心、爱护的态度，以及提供宽松、愉快的练习场景，会使学生更快地放弃原来的操作程序而学会新的规程，否则会阻碍学习的进程。

（5）通过实践可以获得更显著的学习效果。

（6）当学生有责任参与学习过程时，可以促进其学习。即当学习者感到自己，而不是教师应该对自己的学习负责时，其学习的主动性和学习效果会大大地提高。

（7）自发学习涉及学习者整个人身心（包括情感与智力）的投入。这种学习是最持久的。

（8）当把自我批评和自我评价作为基础，而把他人评价放在第二位时，可以促进独立、创造和自信的发展。

（9）在当今世界，社会上最有用的学习是掌握学习的过程，持续开放自我并把自我融入变化的过程中去。

以上9个原则体现了罗杰斯对学习的认识，他强调学生的参与，自我评价以及课堂上不存在任何威胁因素。罗杰斯把教师看作学习的促进者、学习资源的提供者，是可以与学生分享感觉和知识的人。作为这样一个有效的学习促进者的先决条件是自知，在课堂上以自我出现，并接受、信任和理解学生。

（二）以自由为基础的学习原则

罗杰斯建议教师可以按照学生的需要来建立自由学习项目。学生可以结合自己的问题和经验进行学习，教师为其提供资料和人力帮助。他也建议应用学习合同方式帮助学生主动地学习。因此，他特别提出要建立良好的师生关系，确立以自由为基础的学习原则。在罗杰斯看来，良好的师生关系应具备以下3个基本条件。

1. 真诚　促进者是一个真实的人而不是某种理想的榜样。因此，很重要的一点是：他应对学生表现出正常的反应，毫不装腔作势，以便学生把他当作一个真实的人来接受。例如，当学生在课堂上提出某些问题，而教师暂时尚不知道如何回答时，教师应当坦白地承认自己不知道，但是会在下课后帮助学生寻找答案。

2. 接受和信任　促进者应该接受这样的事实，即学生是一个有自主权的人，是一个值得尊敬和关心的人。而且，每个学生有其独特的特点，教师应善于发现学生的优点，同时接受他们的缺点。正如俗话所说：十个手指不一样齐，学生更是各有所长，各有所短。优秀的教师应当是能够接受和信任学生，并激发起所有学生的潜能。

3. 共情理解　共情是指能够理解对方的感受，并能站在对方的角度来看问题。在教学过程中，罗杰斯认为，学习促进者应当能够把自己放到学生的位置上，从学生的角度来看待和理解问题。对学生有共情作用的教师不仅将自己理解学生的情感传递给学生，而且将他准备分担学生可能承担的任何重任的情感也传递给学生，也就是说，使学生感到教师随时都会为其提供情感、知识和技术方面的支持，这样能够有效地增强学生的自信心。

四、人本主义理论在护理教育中的应用

（一）重视人的价值和人格的发展

教师在日常教育过程中应注意培养学生健全的人格。将人格教育理念融合在护理学各学科的教育活动中，使学生在潜移默化中形成健全的人格。此外，教师应在教学中贯穿良

好的道德观念及价值取向，培养学生养成良好的护理道德观念。鼓励学生分析自己的行为与价值观以澄清自己的价值观念，鼓励其对社会上有争议的问题进行讨论以思考道德问题的复杂性。教师在教学中以身作则，为学生树立遵守各种道德规范的榜样，并能公正地评价学生的行为。

（二）建立真诚的师生关系

教师在护理教学中应该真诚地面对学生，同时能够从学生的角度来理解学生的状态，并且能信任和支持学生，从而帮助学生建立自信，实现其学习目标。由于护理学科是一门应用学科，教师在教学中可以结合自己的临床实践经验，在传授知识的过程中让学生感到教师的个性化特点，这样学生就不会简单地将教师作为知识的传授者，而将教师作为可信任的个体。同时，教师需要学会接受，即在接受学生潜能的前提下，接受学生的不同意见和差异。当学生表达出相反意见或某些质疑时，教师应该摒弃权威者的心态，尊重学生的观点并进行平等探讨，这样才有利于建立真诚、融洽的师生关系。

（三）让学生参与教学活动

学生参与决策有利于促进个人价值感的发展。因此，在护理教育中，教师应给予学生自由选择、自我探索、自我创造、自我发现与评价的机会，鼓励学生参与教学决策和教学活动。例如，可以让学生参与制订学习计划，在课堂上决定学习内容，拟定操作、练习计划，或者让学生自己组织相关主题讨论会等，使学生在自我制订学习、评估计划中体验到自我决策的快乐，增加其参与的积极性。

（四）接受学生之间的个体差异

教师应该持续地意识到，尽管学生经过了相同的训练，他们仍然是不同的个体，因此，教师应该鼓励他们保持独特的态度和价值观，注意学生发掘自主性的需要。教师应实施个性化教育，因势利导地培养学生的独特个性，激活其潜在的、未被发掘的智能，应避免采用一刀切的方式。因此，当教师发现学生的错误或进步缓慢时，应多采取鼓励、支持的态度，促进学生的自我反省和自我提高。例如，在护理技术课堂上，针对某些操作明显落后于其他人的学生，教师可以多提供练习的机会，给予更多的关注，引导学生反省自己的学习情况，促进其产生学习的责任感和自主性。

（五）教师是帮助者和促进者

教师应在班级创造一种自由学习的氛围，成为学生的另一个学习资源。因此，当学生提出问题时，教师不应简单地提供信息或忠告，而应以认可、鼓励等方式来帮助学生进行学习。例如，当学生在实习时遇到了疑难杂症患者，而他不知道如何护理这样的患者及其家属时，教师应采取关心的态度，鼓励和指导学生去查找有关资料，自己获得答案，同时还可写下护理体会。这样，比简单地告诉学生如何护理会取得更好的效果。

（六）使用学习合同

在护理教育中，使用学习合同可以帮助学生和教师明确学习目标、责任和期望，以促进学生的主动学习和自我实现。例如，在新学期开始时，学生和教师应共同讨论本学期的学习目标和学习计划，以使学生明确要完成的学习任务，以及应遵守哪些规章制度。学习合同中应明确规定学生和教师的责任，以及评估方式和标准。最后，如果教师和学生都对合同表示同意，大家应在合同上签字。在学期中和学期末，都应对合同执行情况进行审核，使学生意识到履行诺言的责任感。

第五节 成人教育理论

一、成人教育理论的产生及主要代表人物

成人教育理论的产生可以追溯到 20 世纪早期，当时社会对于成人学习和教育的需求日益增长，需要一种特定的教育理论来指导成人学习的实践。联合国教科文组织在推动终身教育的过程中，把成人教育看成是先导，这就进一步促进了成人教育的发展。成人教育理论的主要代表人物包括马尔科姆·诺斯（Malcolm Knowles）、赫尔岑·奥德勒（Eduard C. Lindeman）、莫尔·卡尔（Malcolm S. Knowles）等。成人教育理论对于理解成人学习的本质、设计有效的成人教育课程和培训项目具有重要意义。

二、成人教育理论的主要观点

（一）成人教育模式与儿童教育模式的主要不同点

成人教育模式相对于传统的儿童教育模式是一种新的学习方法。这两种学习形式是平行的而不是对立的，成人教育模式与儿童教育模式的不同之处主要体现在学习者概念、学习者经历、学习者的学习意愿、学习者的学习倾向以及学习者的学习动力 5 个方面（具体区别列于表 2-1）。诺斯认为教育者应该根据不同阶段的学习者的需求和特点来设计和实施有效的教育方案。

表 2-1 成人教育模式与儿童教育模式的不同之处

不同之处	儿童教育模式	成人教育模式
1. 学习者概念	依赖型：教师控制了学习中所有主要的决策	自我定向型：学生对自己的学习全面负责
2. 学习者经历	大多数学生的经历对学习几乎没有作用，儿童教育模式依赖于教育的传递	学生的经历对学习有很大的作用，取决于成人不同的角色
3. 学习者的学习意愿	与年龄相关：取决于生物年龄阶段以及年级水平	与需要相关：学生知道做某事的需要
4. 学习者的学习倾向	以内容为中心：课程设置以内容为中心	以生命为中心：课程设置以任务为中心，以问题为中心
5. 学习者的学习动力	外在的：来源于外部的压力，如父母和教师	内在的：出于自尊和自信的需要

儿童教育模式和成人教育模式可能对儿童和成人的学习都适用，当学习者第一次遇到新的不平常的情况时，儿童教育模式可能比较适用，例如，对计算机知识一无所知的成人开始学习计算机时，就可应用儿童教育模式。诺斯确信成人教育模式也可能适用于儿童的

某些情况，如当一个已学习钢琴多年的儿童要继续深造时，教师应考虑应用成人教育模式满足其需要。

（二）成人教育模式的过程设计

儿童教育模式主要应用"内容设计"，即将知识传播给学生，学生的学习完全由教师来计划学习目标和内容，决定适合的教学方法，按计划好的顺序实施，并最终对效果进行评价。而成人教育模式的应用主要涉及"过程设计"，即注重教育过程的设计，其目的是调动学生积极主动地参与教学活动，以达到最佳的学习效果。"过程设计"主要包括以下7个方面：

1. 创建学习氛围　这种学习氛围既涉及生理氛围，又涉及心理氛围。教室的布置、座位的安排、学生的生理状况等均属于生理氛围的内容。成人教育需要更为舒适、宽松的生理氛围。心理氛围考虑的内容涉及相互尊重、相互合作、相互信任、支持、真诚、愉快和慈爱的氛围等。

2. 由学习者参与共同计划　通过邀请一些学生共同讨论计划，体现他们本身的愿望。

3. 由学习者参加确定学习的需要　通常学习者的需要与教育机构的需要之间存在着一定的距离，因而两者之间需要仔细协商。诺斯偏爱于采用以能力为基础的学习模式。

4. 由学习者参与形成学习目标　学习者进行协商，应用学习合同，最后形成学习目标。只有当学生将学习目标视为自己的目标时，才能激发其学习的热情。

5. 由学习者参与设计学习计划　这也是学习合同的一个组成部分，例如，包括设计学习的进度、采取何种学习方法、选择什么样的学习材料，以及如何进行评价等内容。

6. 帮助学习者完成学习计划　这也属于学习合同的一个组成部分。

7. 由学习者参与对其学习进行评价　这种评价应该既包括定性评价，又包括定量评价。通过自我评价，可使学生正确地认识自己的能力，并对自己的学习负责任。

三、成人教育理论在护理教育中的应用

随着护理教育的发展，成人教育理论有着相当广泛的应用价值。成人教育的指导方法不是灌输给学习者所需要的全部知识，而是为他们提供学习资源。因此，应用成人教育理论时，护理学校里护理教师和学习者之间应该是一种合作关系，教师应促进建立有效的学习环境，帮助学生掌握获取知识的过程，以便学生在临床工作实践中进一步学习。护理教育的课程设置应该建立在成人教育模式基础上：

1. 促进自我定向　教师在教学中可以根据学生的年龄和不同层次应用学习合同或协商的方法，使护理专业学生对自己的学习负责。

2. 应用经验　教师可广泛应用经验学习法（特别是临床经验）来设计教学内容和方法。教师在教学过程中应特别注意学生的背景经历，了解学生是否已经有临床经验，并针对不同经历的学生因人施教，这样会很好地增进教学效果。

3. 满足学习的意愿　在成人教育中，受教育者对自己的学习需要比较明确，因此，教师应鼓励学生参与目标、计划的制订过程，并激励其按照目标标准进行自我评价，以提高自我评价的能力和激发不断进取的精神。

4. 关注学习的倾向性　教师在教学中应以学生的经验和问题作为学习基础，从而保

证护理教育与实际生活紧密联系。

5. 激发内在动力　教师在教学过程中应注重培养学生的自尊和自信，保护学生主动参与的热情，从而发展和鼓励学习者内在的动力。

第六节　合作学习理论

一、合作学习理论的产生及主要代表人物

合作学习理论的产生可以追溯到 20 世纪 70～80 年代，一些教育学家和心理学家开始关注社会互动对学习的影响，并提出了合作学习的概念和原则。合作学习理论是指学习者通过与他人合作、互动和分享知识来共同构建知识和理解学习过程。该理论强调社会环境对学习的重要性，认为通过与他人合作学习，学习者能够更好地理解和应用知识。其主要代表人物包括罗伯特·斯莱文（Robert Slavin）、约翰逊兄弟（David W. Johnson 和 Roger T. Johnson）、卡甘（Spencer Kagan）等。

二、合作学习理论的主要观点

（一）合作学习的概念

合作学习是指学习者通过与他人合作、互动和共享知识、经验和资源来共同构建知识和理解的一种系统学习方法。

合作学习通过小组学习的形式，强调教师在学生的学习过程中承担学习管理者的角色，而学生在学习中起主导作用。教师的职责是根据学生的能力和经验组织小组活动，并确保小组成员之间能有效地互助，解决小组工作过程中存在的问题，且为小组活动中有困难的学生提供支持。合作学习方式可有效地促进学生对自己的学习和进步负责。

（二）合作学习的特点

合作学习与其他学习方法相比有以下 4 个基本的不同点：

（1）合作学习是由一名学习管理者而不是一个象征权力的教师来安排学习材料。

（2）学生通过与其他学生一起主动地参与学习来对自己的学习负责。

（3）合作学习的前提是坚信小组工作比个体单独学习效果好。

（4）学习的动力来源于有计划的、与同伴的相互作用。

（三）合作学习的原则

下列 3 条合作学习的原则可以促进教育成功：

（1）所应用的学习材料是在不抑制学生自我发展的前提下为学生提供指导方向。

（2）小组工作极为重要。学习小组应该有明确的目标、学习任务、结果，以便进一步增强小组工作的效果。

（3）协同作用原则，即整体大于各个部分之和。与一般性的小组讨论不同，合作学习必须确保能系统地分享知识，以促进学生成长和发展。

三、合作学习理论在护理教育中的应用

护理教学中应用合作学习可有以下 4 种学习设置模式。

（一）小组效率模式

小组效率模式使学生可以通过与小组其他成员进行讨论的方式来检验自己对书面材料的理解程度，这种模式适用于知识范畴的学习，尤其适用于低年级或刚入学的护理专业学生。低年级护理专业学生因其刚进入全新的学习环境，难以适应护理教学的节奏和方法，小组效率模式可以促进小组学生相互学习。如护理专业学生在准备期末考试时可选用这一模式以帮助学生进行复习。先将学生分成由 5 ~ 6 人组成的学习小组，并安排学习任务，然后通过个人准备、小组活动、解释小组得分、评议小组工作及评价个人进步 5 个阶段进行。

（二）小组教学模式

这种设置模式关心的是知识的获得，要求每个小组成员自学某一学习材料中的一部分内容，然后在小组中进行讲解。在讲述的过程中，由于每个学生分工负责整个内容中的一部分，因此其他同学可以从中看到自己所负责的部分与整体如何协调。小组教学模式分成学生个人准备、小组成员讲授、评价讲授和评议小组工作 4 个阶段进行。

（三）表现判断模式

这种设置模式特别强调操作技能（精神运动技能）的获得，因此在护理教育中尤其适用。表现判断模式要求每个小组成员负责其他成员的操作技能的学习和掌握，并且设计操作技能的评价标准。这种模式可提高学生练习护理技能的兴趣和积极性，通过个人动手操作、小组评价、再练习和再评价过程的循环往复，提高小组成员的各种护理技能操作能力。

（四）明确态度模式

这种模式强调的是态度范畴的学习。在护理教育中，态度是极为重要的因素，特别是对于有争议的领域，如安乐死的问题。通过这种设置模式，可以帮助个体认清自己对某一问题所持的态度，同时也可以了解他人对这个问题的不同态度。

第七节　操作技能的教学原理

一、操作技能与操作熟练

（一）操作技能的概念

操作技能（psychomotor skill）是指以程序性知识为基础，借助于骨骼肌运动，经过学习和训练，实现将一系列外部动作以完善合理的方式进行组合，并趋于高度自动化时形成的一种技能（认知活动），用于解决客观世界中存在的具体问题。护理实践中的各种护理操作技能均属于操作技能的范畴。本节将重点讨论有关操作技能的教与学的原理。

（二）操作熟练的特征

操作技能与一个人的智力发展水平和运动能力有关，因此加涅（R. M. Gagne）认为操作技能由智力技能和动作技能两方面组成，智力技能包括对程序性知识（即操作规程）的

学习、理解和掌握，而动作技能是将程序性知识所描述的操作过程通过动作展现出来，是指纯粹的操作。护理的对象是人（患病的或有健康需要的人），一名合格护士的护理技能操作水平应达到一定的熟练程度，表 2-2 列出从 8 个方面归纳的操作熟练的特征。

表 2-2　操作熟练的特征

项目	特征
精确性	能精确地执行操作技能
速度	动作敏捷，充满自信
效率	动作经济（即无虚动作，遵循省时、省力的原则）
时间性	精确计时，顺序正确
一致性	保证每次操作都能获得一致的结果
预感性	能敏锐地预感到操作过程中可能发生的事件，并能做出恰当的反应，对操作的动作进行适当调整
适应性	能使技能适应当时的情况
洞察力	能够从较少的线索中获得最多的信息

二、人类动作技能的主要组成部分

1984 年，奥克斯丁（Oxendine）将人类的动作技能分成以下 3 个主要部分。

1. 成熟依赖性技能　即在遗传因素的影响下，随年龄增长逐步发展和掌握的技能，这些动作能力与特定的年龄阶段相适应。如婴儿 8 个月开始爬行、1 岁左右学习走路和说话。

2. 教育相关性技能　即通过受教育获得的技能，如写字、阅读和观察。

3. 固有价值技能　即工作、生活、娱乐等方面所需要的技能，这些技能能够体现个人所拥有的价值，如娱乐活动和职业方面的技能。

三、操作技能的学习过程

（一）操作技能的形成阶段

费斯（Fitts）和泊斯纳（Posner）认为，一项技能的形成需要经过以下 3 个连续的阶段：

1. 认知阶段（cognitive stage）　是学习和掌握操作程序的过程，包括动作执行的顺序和要求。在这一阶段，学生要完成两项任务：①熟悉并背诵操作的程序和步骤，使操作程序中的动作结构在学生头脑中得到清晰的反映；②按照操作程序学习每一步操作。越复杂的技能，在该阶段所需的时间就越长。例如，学习导尿术所花费的时间远多于学习肌内注射技术所需的时间。

2. 关联阶段（associative stage）　是学生将认知阶段学到的操作方式形成一个连贯的操作并付诸实施的过程。经过关联阶段，学生已熟练掌握操作技能中的分项技能，开始具备操作熟练的某些特征（表 2-2），并消除干扰因素的影响。例如，学生在实验室学会肌内注射后，就要将学到的肌内注射技术迁移到复杂多变、干扰因素众多的临床环境中。当学生经过反复强化后，就能够在临床环境中按照操作程序较好地完成肌内注射。

3. 自如阶段（autonomous stage） 是学生对智力技能和动作技能稳固掌握的过程，即操作技能的实践模式向头脑内部转化，由物质的、外显的、展开的形式，变成观念的、内潜的和简缩的形式过程。在自如阶段，技能的掌握已经达到了自然而然的程度，操作时无需一边背诵操作程序一边进行操作，且动作自如，精确无误。例如，很多高年资护士在紧急情况下能够不假思索地迅速完成护理操作，配合抢救工作。

（二）操作技能的练习

由于学生在学习操作技能时必须学会从自己的身体获得动态反馈，才能学会某项操作技能，因此，操作技能必须经过练习才能学会。练习是指在某些条件下重复一个操作程序，这些条件包括：①学习者已经具备学习某个技能的意愿；②必须获得有关本人操作情况的反馈。

操作技能的练习包括身体练习和思维练习两种，前者是指操作程序的真正重复，而后者则包括在练习期间想象、回顾或思考这一技能。思维练习不能替代身体练习，但在身体练习的同时应用思维练习有助于促进操作技能的学习。

练习的安排可以有集中练习和分段练习两种形式。集中练习是指从开始练习到结束整个过程中只有短暂的休息时间或完全没有休息时间，如学生在进入临床实习前安排的强化训练，学生在短时间内（一般为1周）每天进行操作练习，中间无其他活动隔开；分段练习则是指在练习期间有较长的休息时间或有较长的时间间隔将练习分开，如在上课过程中安排的随堂练习，每次练习只是安排有限的时间供学生练习。

练习的另一重要条件是必须对学生的操作情况做出反馈，以帮助学生提高操作能力。反馈可分为内反馈和外反馈两种。内反馈指来自操作者本身的反馈，包括来自操作者自身肌肉和关节的动觉反馈（又称操作性反馈）和由操作者本人可以观察到的行为效果获得的反应性反馈。外反馈指操作者以外的反馈，可由教师、学生或其他临床教师等做出反馈，这种反馈可在操作时进行，也可在操作完成后进行，这种反馈又称为增强性反馈。

（三）操作技能的迁移

学习的迁移是指一种学习中习得的经验对另一种学习的影响，即将学习所获得的知识、技术、概念、方法、原理以及情感和态度等有变化地应用。而技能的迁移则指一项技能对另一项技能产生积极的促进作用（称为正迁移）或消极的抑制作用（称为负迁移）。当学生学习一项新的操作技术时，有些技能单位可从以前学过的技能中迁移而来。通常情况下，已有的技能会影响新技能的学习，这种现象称为前摄迁移。但是新技能也会影响已有的技能，这种现象称为倒摄迁移。技能的迁移可以是具体的，例如，掌握了无菌技术，对其他操作（如各种注射法）的学习有很大的促进作用，这种迁移十分具体。但迁移也可以是非具体的，如具备了评判性思维和解决问题的能力，学生会在护理操作中及时发现和解决问题，这种迁移可能不容易被察觉。

研究表明，两种技能具有共同特点或共同因素是发生迁移的基本条件。共同因素越多，迁移越明显。当新、旧刺激物（两项操作技能）相同或相似，并且要求学生做出相同的反应时，迁移的效果往往是积极的、相互促进的，即正迁移。而当新、旧刺激物十分相似，却要求做出不同反应时，迁移的效果则往往是消极的、相互抑制的，即负迁移。因此，促进正迁移，避免负迁移是进行操作技能教学的另一个重要环节。

四、学生操作技能的评价标准

在制订操作技能的教学计划时，教师应该考虑学生对每项技能的学习必须达到的程度。教师在确定每项技能应达到的熟练程度时，可根据自己的教学目标，并参考以下标准决定，这些标准从低到高分成以下 7 个层次：

1. 感知能力　对学习的内容有良好的感知能力，如视觉、听觉、触觉及知觉。
2. 准备情况　学生已做好学习操作技术的准备。
3. 模仿　在指导教师的示范下进行操作。
4. 自然化　表演灵活自如、习惯化。
5. 演示　能进行典型的熟练表演。
6. 适应性　能够将技能适用于各种情境。
7. 创造性　创造新的操作技术，以适应环境或条件的变化。

从表 2-2 所列的操作熟练的特征来看，学生不可能将所学的每一项技能都达到这样熟练的水平。一般情况下，学生对大多数护理技能的学习只能达到第 3 层次或第 4 层次的水平，最高层次的目标将在学生通过临床实践成为一名合格护士时方能达到。在护理教学中，只要求达到第 3 层次的技能常是一些需要在特殊科室进行教学的技能，如腹膜透析技术，可以把学生带到肾脏科实习，要求学生在教师示教的基础上进行操作，因为在这种情况下，没有理由也不可能要求学生在这么短的时间内达到较高层次的操作目标。

五、操作技能的教学原理在护理教育中的应用

（一）提供一个有助于学习的环境

轻松愉快、没有风险和应激的学习气氛有助于学习的进行。轻松的气氛还能为学习者提供乐趣，提高学习兴趣，促进学生进行操作技能的学习。教师应加强学生在学校练习室内的练习，练习室为学生提供了一个没有风险和应激的学习环境，在这样的学习环境中，允许学生犯错误而不损伤患者，且学生可以随时反复练习。此外，练习室内学习的操作技能可通过正迁移效应迁移到临床实践中。例如，以搬运患者的护理技术为例，搬运一名同学所需的技能同样适用于搬运一名患者，因此，首先可在练习室这个安全、轻松的环境中练习搬运同学的技能，然后再把这一技能迁移到临床搬运患者的技能上。

（二）合理安排练习时间

安排足够的练习时间，并合理安排集中练习和分段练习。集中练习和分段练习各有优劣，如集中练习有利于在短时间内迅速掌握一项技能，但容易导致厌倦和疲劳；而分段练习有利于学生利用间隔期来更好地理解所学的技能，但容易遗忘。因此，采用何种练习方法，应当根据学习任务的性质和内容来定。教师可安排学生在单项操作练习进行分段练习，但在考试和临床进点之前安排集中练习，以确保学生有效地掌握护理操作技能。

（三）明确操作程序

护理技能并非是单纯的动作技能，正如前面所说，操作技能包括智力技能和动作技能

两个部分，因此，学生在学习动作技能时，必须同时学习操作规程。通过明确每项技能的操作程序，可使学生了解构成一项操作的各个动作要素、动作之间的执行顺序以及动作的执行方式，进而形成整个操作的完整印象。例如，对于肌内注射这一技能，首先应让学生学习、理解并背诵操作程序，并让学生有足够的时间和机会按要求完整地练习操作程序和操作方法，最终实现临床上的内化自如状态。

（四）进行技能分析

确定分项技能和技能单位，可使复杂的技能得以简化。如导尿术对于学生来说是一项比较复杂的操作，我们可以先将导尿术分成认知部分、情感部分和动作部分，然后再把动作技能分解成分项技能或技能单位，从中可以看出，许多组合单位都是以前已经学会的行为，如打开无菌包、戴无菌手套。

（五）重视操作反馈

为学生的操作提供增强性反馈是学习操作技能的关键，没有反馈，就没有进步。教师在学生练习操作技能时，应给予及时反馈，分析学生的操作情况。应鼓励学生通过观察自己的动作获得信息进行内反馈，同时，教师可以采用提问的方式来确定学生是否能够进行自我评价。如果条件允许，可以用摄像机拍摄学生操作的全过程，然后在学生观看自己操作的情况下进行分析和讲评，则能收到更好的效果。

（六）促进技能的迁移

通过指出相同点的方法促进类似技能的迁移，同时，为了使已有技能对新技能产生正迁移作用，教师必须确保学生已经熟练掌握原有的技能。另外，护理教师可以应用各种教学技巧帮助学生理解操作技能中隐含的原理，以促进学习迁移的发生。

第八节 建构主义理论

一、建构主义理论的产生及主要代表人物

建构主义理论的产生可追溯到 20 世纪初，是行为主义发展到认知主义后的进一步发展，被誉为当代教育心理学中的一场革命。该理论认为学习是一个积极主动的建构过程，学习者通过与环境的互动和个人经验的反思来构建自己的理解和知识结构。学习者不是被动地接受外在信息，而是根据先前认知结构主动地、有选择性地知觉外在信息来建构意义和知识。建构主义理论的主要代表人物有皮亚杰（J. Piaget）、科恩伯格（O. Kernberg）、斯滕伯格（R. J. Sternberg）、卡茨（D. Katz）、维果斯基（L. Vygotsky）。

二、建构主义理论的主要内容

（一）建构主义学习环境的四大要素

建构主义理论认为，知识是学习者在一定的情境下（即社会文化背景），借助其他人（包括教师和学习伙伴）的帮助，利用必要的学习资料，通过意义建构的方式而获得的。建构主义学习环境的四大要素包括情境、协作、交流和意义建构。

1. 情境　学习环境中的情境必须有利于学习者对所学内容的意义建构。在教学设计中，创设有利于学习者建构意义的情境是最重要的环节或方面。

2. 协作　协作应该贯穿于整个学习活动过程中。教师与学生之间、学生与学生之间的协作，对学习资料的收集与分析、假设的提出与验证、学习进程的自我反馈和学习结果的评价，以及意义的最终建构都有十分重要的作用。协作在一定的意义上是协商的意识，包括自我协商和相互协商。

3. 交流　是协作过程中最基本的方式或环节。比如学习小组成员之间必须通过交流来商讨如何完成规定的学习任务，以达到意义建构的目标，怎样更多地获得教师或他人的指导和帮助等。其实，协作学习的过程就是交流的过程，在这个过程中，每个学习者的想法都为整个学习群体所共享。交流对于推进每个学习者的学习进程是至关重要的手段。

4. 意义建构　是教学过程的最终目标。其建构的意义是指事物的性质、规律以及事物之间的内在联系。在学习过程中帮助学生建构的意义就是要帮助学生对当前学习的内容所反映事物的性质、规律以及该事物与其他事物之间的内在联系达到较深刻的理解。

（二）学习的方法

建构主义既强调学习者的认知主体作用，又不忽视教师的指导作用，教师是意义建构的帮助者、促进者，而非知识的传授者与灌输者。学生是意义的主动建构者，而非外部刺激的被动接受者和被灌输的对象。

1. 学生作为意义的主动建构者，需在学习过程中发挥主体作用

（1）要用探索法、发现法去建构知识的意义。

（2）在建构意义过程中要求学生主动搜集并分析有关信息和资料，对所学习的问题提出各种假设并努力加以验证。

（3）要把当前学习内容所反映的事物尽量与已知事物相联系，并对这种联系加以认真思考。"联系"与"思考"是意义建构的关键。如果能把联系与思考的过程与协作学习中的协商过程（即交流、讨论的过程）结合起来，则学生建构意义的效率会更高、质量会更好。协商有"自我协商"与"相互协商"（又分别称为"内部协商"与"社会协商"）两种，自我协商是指自己和自己争辩什么是正确的；相互协商则指学习小组内部相互之间的讨论与辩论。

2. 教师要作为学生建构意义的帮助者，需在教学过程中发挥指导作用

（1）激发学生的学习兴趣，帮助学生形成学习动机。

（2）通过创设符合教学内容要求的情境和提示新旧知识之间联系的线索，帮助学生建构当前所学知识的意义。

（3）为了使意义建构更有效，教师应在可能的条件下组织协作学习（开展讨论与交流），并对协作学习过程进行引导，使之朝有利于意义建构的方向发展。引导的方法包括：提出适当的问题引发学生思考和讨论，通过讨论将问题引向深入，以加深学生对所学内容的理解；启发、诱导学生自己发现规律、自己纠正和补充错误的或片面的认识。

（三）建构主义教学模式

基于建构主义理论形成的教学模式包括支架式教学（scaffolding instruction）、抛锚式教学（anchored instruction）、随机进入教学（random access instruction）等。

支架式教学是根据学生的需求为他们提供帮助，并在他们能力达到时撤去帮助的教学过程，即教师在教学时为学生提供一种有利于有效理解知识的"支架"，并借助于"支架"进一步使学生深层次理解教学内容的教学模式。支架的原意是建筑行业的脚手架，前苏联著名心理学家维果斯基将其类比为在学习过程中教师帮助学生提高认知水平的个性化支持。支架式教学是以维果斯基的"最近发展区"理论为依据的。学生的发展水平包括"学生的现有水平"和"学生可能的或潜在的发展水平"两种，二者之间的差距称为"最近发展区"。教学应着眼于学生的"最近发展区"，为学生提供带有难度的内容，调动其积极性以发挥潜能，超越其"最近发展区"而达到其所能达到的最高水平。支架式教学由搭脚手架、进入情境、独立探索、协作学习、效果评价5个环节组成，这些环节相互关联，形成一个有序的教学过程，以促进学习者的学习和发展。

1. 搭脚手架　围绕当前学习主题，按"最近发展区"的要求建立概念框架。
2. 进入情境　将学生引入一定的问题情境。
3. 独立探索　让学生决定自己探索的问题和方向，并进行独立探索。
4. 协作学习　学生通过小组协商、讨论，在共享集体思维成果的基础上达到对当前所学概念比较全面、正确的理解，最终完成对所学知识的意义建构。
5. 效果评价　对学习效果的评价包括学生个人的自我评价和学习小组对个人的学习评价。评价内容包括：①自主学习能力；②对小组协作学习所做出的贡献；③是否完成对所学知识的意义建构。

三、建构主义理论在护理教育中的应用

（一）强调以学生为中心

在建构主义学习环境中，强调学生是认知主体，是意义的主动建构者，整个学习过程的最终目的是学生对知识的意义建构。护理教师要让学生在学习过程中充分发挥其主动性，要能体现出学生的首创精神；引导学生在不同的情境下去应用他们所学的知识，通过提出问题、探索解决方案来构建知识和理解；引导学生根据自身行动的反馈信息来形成对客观事物的认识和解决实际问题的方案，实现自我反馈。

（二）强调"情境"对意义建构的重要作用

护理教师要围绕教学目标、主题，创设与当前学习主题相关的、真实的、富有挑战性的真实的或虚拟的"情境"，及时呈现需解决的问题，并利用认知过程的心理活动规律进行教学，避免纯理论的讲授。教学设计通常不是从分析教学目标开始，而是从如何创设有利于学生意义建构的情境开始，完成整个教学设计。目前，护理院校尝试开展的情境教学法即是建构主义理论的运用。例如，急危重症护理学"心肺复苏"内容的教学中，教师要求学生们在模拟的急诊室中接收一位心脏病患者，进行初步评估和紧急护理，也可以让学生去临床见习，生动、形象的情境有利于学生的意义建构。

（三）强调"协作学习"对意义建构的关键作用

小组教学法的核心是协作学习，即建构主义理论的运用，护理教师可多加运用该教学方法。学生们在护理教师的组织和引导下，共同建立学习小组，小组成员共同评判性地考察各种理论、观点、信仰和假说，并进行协商和辩论。例如教师设计了一个小组项目，要

求学生们建立综合护理团队为一名患有慢性疾病患者提供全面的护理服务。小组成员通过角色扮演、小组讨论，共同解决护理问题，通过团队智慧和协作，推动意义建构。

（四）强调对学习环境的设计

建构主义理论认为，学习环境是学习者可以在其中进行自由探索和自主学习的场所。在建构主义学习理论指导下的教学设计应是针对学习环境的设计而非教学环境的设计，特别是以问题为导向的教学（problem-based learning，PBL），一定要有专门的 PBL 教室，护理教师在开展 PBL 教学时一定要创设相应的学习环境。

（五）强调利用各种信息资源来支持"学"

为了支持学习者的主动探索和完成意义建构，护理教师要在学习过程中为学习者提供包括各种类型的教学媒体和教学资料在内的各种信息资源。教师需协助学生了解信息资源应如何获取、从哪里获取，以及如何有效地加以利用等问题。

（六）实现线上和线下资源整合

在应用建构主义理论的护理教学模式中，教师作为课程资源的整合者和设计者，可以根据学生的实际需求整合线上和实体资源，从而设计出高效的教学资源，引导护理专业学生进入生动的学习环境，充分调动视觉、听觉和触觉等感官，从而激发护理专业学生的学习热情和学习兴趣。

 习题

一、单项选择题

1. 护理实操课堂前，教师布置好教室环境，设计好课堂的流程，准备好相应课件，学生在上课前学习导学并提前练习实践操作，对应了桑代克学习理论规律中的

    A. 准备律   B. 应用律   C. 练习律   D. 效果律

2. 关于桑代克学习理论的主要观点，错误的是

    A. 桑代克认为学习是一种渐进的、反复尝试的过程，学习的实质在于形成情境与反应之间的联结

    B. 桑代克认为人类的思想、行为和活动都能分解为基本的单位刺激和反应的联结

    C. 桑代克学习理论包括准备律、应用律和效果律三条基本学习规律

    D. 桑代克指出练习律包括应用律和失用律两条学习规律

3. 下列人物中哪一位不属于认知理论的代表人物

    A. 托尔曼   B. 桑代克   C. 布鲁纳   D. 奥苏泊尔

4. 关于布鲁纳的认知学习理论，不正确的是

    A. 人的认识活动按照一定的顺序形成，发展成对事物结构的认识后，就形成了认知结构

    B. 布鲁纳认为，人是主动参与获得知识的过程的，主动对进入感官的信息进行选择、转换、存储和应用

    C. 布鲁纳认为学生在学习一个内容时包括新知识的获得（acquisition）、知识转化（transformation）和知识评价 3 个过程

  D. 布鲁纳认为，在区分一个事物时，一般由 3 个阶段进行：初步分类阶段、寻找线索阶段、确认阶段

5. 下列关于社会学习理论的说法，不正确的是

  A. 强调在社会情景中个体行为受他人的影响而形成

  B. 人类大部分学习是发生在社会环境之中

  C. 注重学习过程中的自我控制及调节作用

  D. 社会学习理论强调只发挥学生的角色榜样作用

6. 以学生为中心，突出学生在教学中的中心地位。支持这一主张的是

  A. 合作学习理论   B. 人本主义理论

  C. 建构主义理论   D. 要素主义理论

7. 成人教育理论的核心概念是

  A. 自我效能 B. 自我决定 C. 自我指导 D. 自我监控

8. 以下选项属于合作学习中小组效率模式的是

  A. 将学生分成由 5 ~ 6 人组成的学习小组，并安排学习任务，然后通过个人准备、小组活动、解释小组得分、评议小组工作及评价个人进步 5 个阶段进行

  B. 每个小组成员自学某一学习材料中的一部分内容，然后在小组中进行讲解，每个同学可以看到自己所负责的部分与整体如何协调

  C. 学生在护理教师的组织和引导下，共同建立起学习小组，小组成员共同评判性地考察各种理论、观点、信仰和假说，并进行协商和辩论

  D. 学生参与制订学习计划，在课堂上决定学习内容，拟定操作、练习计划，或者让学生自己组织相关主题讨论会等

9. 小红发现，学习了皮下注射后，再学习肌内注射，两者的持针方式易产生相互干扰，这种现象属于

  A. 正迁移 B. 负迁移 C. 垂直迁移 D. 逆向迁移

10. 建构主义学习理论认为，学生的学习是在自己原有的知识结构基础上进行学习理解的过程。在这个过程中，教师的角色是

  A. 引导者 B. 传授者 C. 帮助者 D. 指导者

二、简答题

1. 请简述合作学习的原则。

2. 请简述在社会学习的动机阶段，班杜拉提出的 3 种强化形式。

3. 请简述社会学习理论中观察学习的 4 个阶段。

三、论述题

请结合实际阐述如何应用桑代克学习理论进行护理教学。

在线答题

第三章　护理学专业课程设置

第一节　课程的定义与类型

一、课程的定义及其在学校教育中的意义

（一）课程的定义

课程一词的历史源远流长。在我国据有关考证，"课程"始见于唐宋年间。唐·孔颖达为《诗经·小雅·小弈》中"奕奕寝庙，君子作之"句作疏，说："维护课程，必君子监之，乃得依法制"。南宋·朱熹在《朱子全书·论学》中也多次提到"课程"一词，如"宽着期限，紧着课程""小立课程，大作工夫"。现代以来，我国教育学家们从各个角度提出对"课程"的理解，如陈侠"总和"说：为了实现各级学校的教育目标而规定的教学科目及其目的、内容、范围、进程等的总和；钟启泉"教育内容"说：为实现学校教育目标而选择的教育内容的总和；王伟廉"经验"说：在学校当局指导下，学习者所经历的全部经验；李臣"计划"说。课程的含义可解释为：课，指课业，或者说教育内容；程，是程度、程序、程限、进程之意。概言之，课程就是指课业及其进程。

"课程"的英文是"curriculum"，其含义是"跑道""过程"，在英、美等国家，"课程"在教育学中指学习过程。不同教育学家从广义和狭义不同的角度对课程进行了解释。英国教育学家克尔（Kerr，1963）认为："课程是学校针对某些机构或个人进行的有计划地指导学习的活动。"英国教育学家贝尔（Bell，1973）给课程下的定义是："课程是学生在校期间，通过各种活动而获得的有社会价值的知识、技能和态度。"美国教育学家斯滕豪斯（Stenhouse，1975）将课程定义为："课程是通过各种有效的实践活动，努力把教育的基本原理、特点传授给学生。"美国教育学家阿尔维尔特（Albert Oliver）将课程的定义按广义到狭义的顺序，列出以下7种解释：

（1）课程是学生在校期间具备的所有经验。

（2）课程是在学校机构的指导下，学习者所经历的全部经验。

（3）课程是由学校所提供的全部学习过程。

（4）课程是为了达到一定的目的，对某种特定学习过程的系统安排。

（5）课程是在特定的学科领域内所提供的学习过程。

（6）课程是某个专科学校中的教学计划。

（7）课程是个体所研修的科目。

对于"课程"一词，我国教育学家一般认为：广义的定义是指为了实现各级学校培养目标而规定的所有教学科目及其目的、内容、范围、分量和进程的总和。狭义的定义是指根据教学目的而划分的教育内容的各门科目（对学生而言是为从学校毕业取得学位而学习的科目），如护理学专业学生所学习的各类护理理论课程与实践课程。

（二）课程在学校教育中的意义

第一，课程作为学校育人的规划，是实现教育目的、培养合格人才的重要保证。课程依据一定社会的教育总目标和各级各类学校的培养目标而设置，它勾画出一定社会所需人才的培养"蓝图"。学习者通过学校教育所形成的思想观念、道德品质、个性特征以及知识和能力结构，都与他们所接受的教学内容的性质、范围及结构密切相关。

第二，课程是受教育者认识世界的"桥梁"或"中介"。课程是从人类文化财富中、从现代浩瀚的知识信息海洋中精心挑选出来并加以科学编排而形成的知识经验体系，供学生接受教育或进行自我教育之用，以帮助学生迅速而简明地认识客观世界。

第三，课程是教师和学生开展教育教学活动的基本依据。教育内容是根据社会需要和科学技术发展的内在逻辑以及学生掌握知识经验的心理规律和特点而选择编排出来并构成一定课程体系的知识，它体现了社会对未来成员及专门人才的基本需求，提供了个体发展的范围和方向。因此，学校各种教育教学活动均要围绕特定的课程、计划、大纲及教材来开展。形象地说，课程又是学校育人的"施工图"。

二、课程的类型及其在护理教育中的应用

（一）课程的类型

从不同的视角去认识课程，根据不同的分类标准，可将课程分为不同类型。按课程的侧重点放在认识的主体上还是客体上来构建课程，可将课程分为学科课程和经验课程。前者把重点放在认识客体方面，即放在文化遗产和系统的客观知识的传授上；而后者则注重认识主体方面，即学习者的经验和自发需要。从分科型或综合型的观点来分类，课程可分为学科并列课程和核心课程。并列课程注重系统知识的传授，以一门学科为中心；而核心课程则以旨在解决社会生活为题的综合经验为中心内容，辅以边缘学科。从层次构成上看，可将课程分为公共基础课程、专业基础课程以及专业课程。从形式上看，即以课程对某一专业的适应性和相关性而言，又可将课程分为必修课程、限制性选修课程和选修课程。根据课程规模大小可将课程分为大、中、小、微型课程。根据课程传授内容，又可将课程分为理论型课程和实践型课程。根据课程是否有明确的计划和目的，可将课程分为显性课程和隐性课程。后者利用有关学校组织、校园文化、社会过程和师生相互作用等方面给学生以价值上、规范上的陶冶和潜移默化的影响。

追溯课程的发展过程，有4种类型的课程普遍受到重视，包括学科课程（分科课程）、活动课程、综合课程和核心课程。这4类课程的形成都受到一定教育思想的影响。17～18世纪，在欧洲产生的形式教育论者认为：教育的目的在于训练人的各种心理功能，如记忆力、想象力、思考力，而不在于传递具体的知识。因此，主张用难记、难学、难懂的课程

来训练人的这些功能。19世纪初期，实质教育论者主张教育的目的是要充实人的感知内容，应该教给学生丰富的知识，这种知识需要适当地进行组织，以便于感知的联合。在这种学说的影响下，学校重视教授具有实用价值的知识。20世纪以来，欧洲"新教育"运动和美国"进步教育"运动的兴起，开始产生了不同类型的课程。无论是形式教育理论还是实质教育理论，都不反对学科课程和分科教学。但是，"新教育"运动特别是"进步教育"运动的倡导者们对学科课程提出了挑战，于是产生了活动课程。由于活动课程和分科课程又各有独特的优点、缺点，为此课程研究者提出了一些折中方案，于是产生了核心课程和综合课程。以下部分将对这4类课程进行详细解释。

1. 学科课程　所谓学科，是为了教学的需要，把某一门科学的内容加以适当的选择和排列，使之适合于学生身心发展的阶段和某一学校教育应达到的水平。这种依据教学理论组织起来的科学知识的完整体系，称为学科。

学科课程又称分科课程，具有十分悠久的历史。一般认为，中国的孔子将奴隶制文化典籍加以整理编辑，分为礼、乐、射、御、书、数几个方面，称为"六艺"，分别传授给他的弟子，这是最早的分科教学。在西方，古希腊哲学家亚里士多德的学派持分科课程的观点，认为一个真正自由普遍教育的内容，应由少数经仔细选择的学科构成，在古希腊教育实践中，具体表现为文法、修辞、辩证法、算术、几何、天文、音乐这"七艺"。17世纪著名捷克教育家夸美纽斯提出要把一切知识领域中的精粹与总和教给一切人，并在《大教学论》这部名著中开列出玄学、物理学、光学、天文学、地学、年代学、历史、算术和几何等20个科目。这一思想后来被发展成为百科全书式的课程。19世纪，德国教育家赫尔巴特（Herbart）开始以心理学作为课程的理论基础，主张教育要按照人的多方面兴趣，包括经验的、思辨的、审美的、同情的、社会的和宗教的共6种兴趣，以系统地设置相应课程。随着生产力的发展和科学进步，学科设置不断增加，学科内容也不断更新，但是分科教学这种课程结构至今仍被各国广泛应用。

主张学科课程的理论家认为，各门学科的逻辑体系反映了客观事物和现象的本质，学校要使学生正确地认识客观世界，就应根据各门学科知识固有的逻辑体系来加以组织，应当把各门课程的内容都安排在一定的程序和系统中。教育者应按照各级各类学校的教育目标、各门学科的现有水平和受教育者的接受能力预先编制学科课程，应用教学大纲和教材限定学科课程的内容。因为要把各门学科知识体系中的基本概念、理论、原则、规律、方法和实践经验等，以及它们之间的相互关系和层次结构都教给学生，所以学科课程必须具有科学性、系统性和规律性，且编写学科课程是以把教育作为培养学生参加社会生活的手段，即教育是未来实践的准备。所以学科课程具有强大的生命力。

学科课程也存在着以下一些弊端。

（1）学科分类过细，忽视学科间联系：科学发展显示出既不断分化又相互渗透的趋势，因此产生了交叉学科、边缘学科或跨学科的学科。而学科课程由于分科过细，既不容易随着科学的分化而同步分化，又不容易随着科学的综合而相互联系。但是，世界是一个整体，各种事物之间彼此相互联系，分科教学则是人为地划分内容进行教学，所以容易忽视各门学科之间的联系。

（2）强调知识体系，忽视学习者因素：学科课程强调以知识体系为中心来编排课程，导致学生对这些课程的心理准备（如学习者的兴趣、需求和接受能力）不够。学科课程只顾及学科逻辑系统而忽略学习者的心理发展，只顾及社会需求而不考虑学习者的需要和个性，只强调理论学习而忽略亲身实践，容易造成学习者被动地接受学习。

2. 活动课程　传统的学科课程以学科为教学活动的中心，不能完全照顾到学习者的需要和兴趣，因此在 19 世纪末和 20 世纪初，欧洲和美国都出现了教育改革运动，在欧洲称为"新教育"运动，在美国称为"进步主义教育"运动。活动课程就是由"进步主义教育"运动代表人物杜威（Doway）倡导，并在美国实验学校试行。

活动课程的理论依据是实用主义教育哲学，认为教育不是为未来的生活做准备，而主张"教育就是生活""教育就是经验的不断改造""教育是一个社会过程"。学科课程以教材为中心，而活动课程则主张采用以学习者为中心的课程。活动课程的基本出发点是学习者的兴趣和动机，它试图利用学习者的某些动机作为组织教学的中心，而不是以学科作为课程的基础。活动课程的范围和教材的选择与学习者表现出来的兴趣和关心程度有直接关系，且是围绕学习者的动机来进行的。

活动课程主要是帮助学习者解决他们当前认为重要的问题，并且拓展和加深他们已有的兴趣。因此，活动课程具有偶发的性质，教育者不可能预先规定学习者必须学习的内容。此外，活动课程当然不可能完全不用教材，但是系统的教材仅是学习者为解决疑难问题满足某种兴趣而利用的参考材料。活动课程的缺点在于不能为学习者提供系统的科学文化知识，缺乏系统性和连贯性，并有很大的偶然性和随机性。

关于学科课程和活动课程的区别，列于表 3-1。

学科课程和活动课程各有特点，在人才培养过程中各有侧重，但绝非完全不相容，可以在一定程度上实现优势互补。例如，我国高等教育阶段以分科课程与教学为主，但也非常注重活动课程的设计与开展，如各类实习、综合实践类课程、毕业设计，均是操作性、综合性和自主性极强的活动内容。

表 3-1　学科课程与活动课程的区别

类目	学科课程	活动课程
理论依据	教育是未来生活的准备	教育就是生活，是经验的不断改造，是一个社会的过程
课程中心	学科	学习者
课程基础	学科	学习者
课程作用	把各门学科中的科学概念、基本原理、规律和事实教给学生	帮助学习者解决他们当前认为重要的问题，并且拓展和加深他们已有的兴趣
课程特点	可预先编定	不可能预先编定
课程优点	科学性、系统性、规律性	注重学习者，与学习者实际生活联系紧密
课程缺点	分科过细，忽视各学科间的联系，忽略学习者因素	缺乏系统性和连贯性，有很大的偶然性和随机性

3. **综合课程** 又称广域课程。它是由主张实行分科教学，但又要克服学科课程分科过细缺点的教育家们，采用合并相邻领域学科的方式，把几门学科的教材组织在一门综合的学科中，以减少教学科目而产生的一种综合课程。综合课程除具有减少分科的优点外，还容易结合实际生活。

采用综合课程的结构虽然减少了课程设置中的分科数目，使教给学生的知识不致过于零碎。但同时也存在以下困难：一是教材的编写，如何将各学科的知识综合在一起，这是需要认真研究的；二是师资问题，传统学科课程体系培养出的师资，由于专业划分过细，胜任综合课程教学有一定的挑战。

4. **核心课程** 学科课程以学科为中心，活动课程以学习者为中心，综合课程虽然减少了分科门数，但仍然以学科为中心。核心课程既不以学科为中心，又不以学习者为中心，而是以社会需求为中心。

核心课程虽然不主张以学习者的兴趣和动机作为课程编制与开发的基本出发点，但较倾向于打破学科间的界限，以学习者的活动作为教学的形式，不过活动的内容不是由学习者自己决定或者仅在表面上由学习者决定，实际上由教育者按照社会需求来决定课程。在一定时期内，学习者的学习有一个中心，按此编制的课程就称为核心课程。

核心课程与活动课程的共同之处是师生共同规划学习活动、研讨学习内容，不同之处是核心课程以预先规定的教材作为基本的教学资料。随着教学工作的进展，可以随时补充教学材料，使用各种教具。对学习成绩的考核可采用综合评定的办法，以评估各方面的进展情况。

（二）课程类型在护理教育中的应用

上述课程类型被广泛应用于护理教育中，目前在护理学专业中较常见的 3 种课程类型包括学科课程、器官系统整合性课程、以问题为中心的课程。

1. **学科课程** 以学科为基础的课程体系是护理教育中传统的课程模式，全部课程按学科分设。尽管各护理院校的课程计划不甚相同，但从总体结构来看，基本是由通识课程、专业基础课程和专业课程三大模块的课程组成，或者按照公共基础课程、医学基础课程、护理学专业课程、护理人文社会科学课程等各模块课程组成，包括必修课程和选修课程两大类型。专业课程通常按系统划分疾病，以疾病为中心，从病理学、病原学、治疗学和护理学等方面进行讲述。

2. **器官系统整合性课程** 整合教育是国际医学教育的标志性特征之一，国外诸多知名高校已开展整合式医学教育模式。我国医学护理教育改革也在朝着胜任力导向、器官系统整合的方向发展。器官系统整合性课程是把不同学科的内容按问题或人体系统进行组合，从而形成一种与新的教育目标相一致的结构体系，实行跨学科综合。通过论证人体发育和衰老的过程，把从出生到死亡的概念作为组织课程的基础。课程始终以人为中心，把各部分知识综合成更为系统、完整的整体。按照这种课程结构，学生首先学习正常的生长发育，婴儿或成人护理，预防医学和社区卫生，然后再学习常见病和偶发病，疾病从加重到危重直至临终阶段的发展。其特点在于强调把患者作为整体，进行身心两方面的护理。

3. **以问题为中心的课程** 是根据护理实践中的各种问题组织教学，这些问题均经过护理专家的审定。通过系统地向学生提出问题，或者由学生自己提出问题，例如目前在很多护理院校实施的以问题为基础的学习（problem-based learning，PBL），并通过分析、解决问题的过程，使学生学习解决各种护理问题所需的知识和技能。如在临床护理中，经常遇到患者体温过高的现象，如何进行有效护理呢？教师可以此问题为中心，深入浅出地引导学生进行学习。如向学生提问"人的体温是如何进行调节的？""为什么会出现体温过高的现象？""体温过高会出现哪些不良后果？""如何对体温过高的患者进行护理，以防止出现不良后果？""在护理过程中，应注意哪些问题？"，从而深入浅出地引导学生学习解决该问题所需要的知识和技能。

第二节 课程模式的类型与内容

根据对课程定义的不同理解及所依据的不同教育思想，教育学家们发展了多种课程模式。本节将重点介绍 4 种常见的课程模式，即系统模式、目标模式、过程模式和实践模式。

一、系统模式

课程的系统模式是将一般系统理论的观点应用于课程设置过程的产物。

（一）一般系统理论概述

一般系统理论（general system theory）是在 20 世纪 30 年代末期由路德维希·冯·贝塔朗菲（Ludwig Van Bertalanffy）提出来的，其理论框架在很多科学领域中都得到了广泛应用。一般系统理论是指一个系统是由许多相互关联又相互作用的部分组成的一个整体，每个部分都具有各自独特的功能，每个系统本身还有一个整体功能，并且几个系统还可以联合成为一个更大的系统。系统是按照其复杂程度的层次而组织的，每个层次的系统包含一些较简单的、较低层的系统，称为次系统。系统的活动总是朝着一定的目标进行。为了达到一个共同的目标，系统需要通过各次系统之间以及与环境的相互作用，持续地调整与环境的关系，达到适应环境的目标。

系统有开放系统和闭合系统之分。闭合系统是指不与环境相互作用的系统。绝对的闭合系统是不存在的，只可能有相对的、暂时的闭合系统。开放系统是指通过与环境的持续相互作用，以及和次系统之间的相互作用来改变自己以达到其目标。它与环境的相互作用是通过输入、输出和反馈来完成的（图 3-1）。

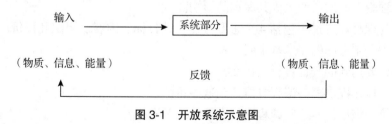

图 3-1 开放系统示意图

输入是进入系统的物质、信息或能量，系统可因此而有所改变；输出也可以是物质、信息或能量，是改变后的产物；反馈是指输出的部分再返回来以进行调节，即将系统的现状（改变后的）与预期的状况进行比较，其结果还可再次输入系统以引起下一步的作用。如此循环反复，系统处在一个与外界不断进行相互作用的动态过程中。输入、输出和反馈的质量与数量影响开放系统的功能。例如，学生作为开放系统接收来自教师给予的信息，这些信息通过学生大脑的记忆系统，丰富了知识库，教师可根据学生听课后对问题的解答情况（输出信息）与预期目标进行比较，看学生是否完全理解而再作必要的补充，即反馈和再输入。

（二）课程的系统模式

课程的系统模式是将课程设置过程视为一个开放的系统。该系统的输入部分是学校及教师所具有的教育思想、观念、理论等；过程部分指的是根据一定的知识、技能，将这些思想和观念转化为具体的并准备实施的过程，这个转化过程就是课程设置过程；输出部分则是预期课程，包括教学计划、教学大纲、教学材料和教学活动的安排。同时，输出部分还对输入部分进行反馈，判断输出的预期课程是否与输入部分的教育思想和观念相一致，是否在转化过程中由于某种因素的影响而改变了原有的思想和观念。如果出现这种情况，应进行调整，如图 3-2 所示。

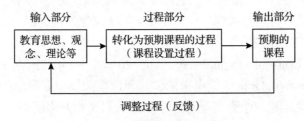

图 3-2　课程系统模式图

由于人们的教育思想、观念和有关知识都在不断变化，因此，课程设置系统处于一种循环往复的过程中。而且，课程系统是一个开放系统，随着社会的发展、科技的进步，以及心理学及教育学本身的不断完善，课程系统也在不断发生着变革。

二、目标模式

目标模式的创建人是美国当代最负盛名的课程理论家和评价专家拉尔夫·泰勒（Ralph W. Tyler）。泰勒的目标模式被教育学家们普遍认同，并被广泛地应用于学校和课堂教学，对护理教育的发展产生极其深远的影响。

泰勒认为课程设置过程包括 4 个主要方面，即目标、内容、组织和评价。他提出在课程设置过程中必须考虑的 4 个基本问题：

（1）学校要达到的教育目标是什么？

（2）学校应该提供哪些课程方能达到这些目标？

（3）学校应该如何对这些课程进行有效组织及安排？

（4）如何对这些课程进行评价？

泰勒的目标模式强调用描述学生行为的词语来阐述目标，学习的目标是对学生行为发生变化的陈述，对学习结果的评价是看学生是否达到了预期的目标。

（一）目标

目标模式的 4 个主要成分是目标、内容、组织和评价。其中最核心的部分是制订目标，而且在目标模式中，最困难的阶段也在于确定目标阶段。

1. 确定教育目标的意义　教育目标是指教师所预期的学生变化。教育是一系列有目的、有计划、有组织的活动，因此教育的结果是可以预料的。而且教育本身就是一个使学习者行为发生变化的过程，教育的结果强调的是学习者行为的改变，因此教育的结果也是可以观察到的。

教育目标的确定可以保证教学活动始终按计划向预期目的进行，既是组织教学内容、确定教学方法的前提和依据，又是评价教育结果的标准。例如，当教育目标确定为"学生能独立完成导尿操作"，则教学活动应始终围绕此目标，教学内容应以导尿操作为主题，并且依据此目标选择适当的教学方法，如讲授、演示、回示。当评价教育结果时，此目标可作为评价标准，即若学生能独立完成导尿操作，则达到了预期的教育结果；若学生不能独立完成导尿操作，则没有达到预期的教育结果。因此，制订教育目标极为重要。

2. 教育目标的分层　按照目标的大小和层次，可以将教育目标分为以下 3 个层次。

（1）教育目的：是指一定社会对教育所要造就的社会个体的质量规格的总体设想或规定，是国家根据社会政治、经济、文化、科学技术发展的需求和受教育者身心发展状况所确定的。教育目的是目标系统中层次最高的目标，它在目标系统中起决定性作用，所有的具体目标都是根据教育目的制订的。教育目的是院校制订培养目标、确定教育内容、选择教学方法和评价教育效果的根本依据，是护理教育活动的第一要素和前提。

我国高等教育的教育目的是培养德、智、体、美、劳全面发展的社会主义建设者和接班人，是指把青年学生培养成精神充实、道德完善、学识渊博、智能高超、身体健康、精力充沛的人。高等教育的教育目的是我国关于高等专门人才的规格标准的具体标志，反映了一定的教育观、人才观和质量观，体现了国家对教育的期望和对年轻一代的培养要求。因而，它是制定高等教育政策、教育规划的依据之一，是健全教育体制、完善教育结果的重要因素。同时，它也是不同层次、不同类型的高等教育制订具体目标的根本依据。无论是什么性质的高等教育机构，无论是哪一个专业的高等教育，都是在保证总体目标实施的前提下，根据各自不同的要求和特点，确定自己的具体要求，设计不同的教育方案。因而，高等教育的教育目的在整个高等教育中始终以其宏观调控的特有功能而显示出左右全局的重要意义。

教育目的具有内容广泛、需求科学的特点。例如，我国高等教育目的的内容结构全面、完整、涵盖广泛。它包含了对接受高等教育的学生在德、智、体、知、情、意等各个方面的要求。另外，我国高等教育的教育目的也体现了需求的科学性，即对高等专门人才的规格要求科学准确、标准合理。既没有降低标准，把接受高等教育的人降低到初等教育以下程度，又没有无限拔高，用一流学者的水平要求学生，而是规格适当、难易适中，充分估计到学生在接受高等教育期限内可以达到的潜能阈限。

（2）培养目标：是指各级各类学校、各专业培养人才的具体质量规格与培养要求。培养目标是根据特定的社会领域（如教育工作领域、化学工业生产领域和医疗卫生工作领域）和特定的社会层次（如技术工人、管理人员、高级行政人员和专家）的需要制订的，并随受教育者所处学校的类别和层次而变化，是针对特定对象提出的。教育目的是各级各类学校培养学生的共同准则，而培养目标是将教育目的进行具体化解释所形成的具体框架。

护理教育的培养目标是指院校培养护理人才的具体质量规格与培养要求。例如，某医学院校护理学专业的培养目标是：培养适应医药卫生事业发展和现代高等护理教育事业发展所需要的，具有较扎实的自然学科、生命学科和社会人文学科理论基础知识，具有较强的护理实践能力和基本的教学、管理和科研能力，以及在护理专业领域中有发展潜能的，具有评判性思维能力及德、智、体、美、劳全面发展的护理学专门人才，毕业后能够从事临床护理、社区护理、护理教育、护理管理和护理科研工作。具有应用护理程序和有效的沟通技巧发现和解决个人、家庭及社区的健康问题，为不同人群提供恢复健康、维持健康和促进健康的护理服务的能力。

（3）课程目标：是指每门课程的特定目标，是课程教学中师生预期达到的学习结果和标准，是教与学双方都应努力去实现的。课程目标总是以一定的课程内容为媒介，它的确定与学生的需求、课程内容的选择和组织紧密联系。对教师而言，它是教学的目标；对学生而言，它是学习的目标。理想的课程目标应该是教学目标和学习目标的统一体。

课程目标是对组成学习活动的行为进行准确的陈述，实际上是对第二层次目标的进一步分类。特定行为目标的组成应包括描述学习者为达到目标进行学习活动的行为动词。例如，某医科院校的护理学专业，妇产科护理学的课程目标是完成本课程学习后，学生能够：①叙述妊娠、分娩及产褥期母体生理及心理变化；②执行产前保健措施，并识别高危妊娠个案；③描述女性生殖系统的自然防御功能，识别妇科常见疾病的临床表现，并为护理对象提供有效的护理措施及自我护理指导等。

从以上教育目标分类可以看出，确定教育目标的具体步骤是：①确定教育的总体目标；②确定第二层次的培养目标；③根据第二层次培养目标确定每门课程中特定的行为目标。例如，要确定护理学专业学生本科教育的课程目标，先要确定本科生教育的总体目标，形成具体的目标框架，然后根据此目标，确定护理学专业本科生每门课程的特定行为目标。

3. 确定学校培养目标的依据

（1）学习者本身：泰勒认为，教育是改变人类行为方式的一种过程，这个行为是广泛的，包括外在行为，同时又包括内在的思想与情感。研究学习者本身，可以为我们提供教育的目标。第一步，我们需要调查了解目前学生的状况。第二步，把这种状况同标准进行比较，它们之间的差距就是学生的需要，也就是课程所追求的目标。

例如，当确定护理学专业本科生的教育目标时，我们需要考虑护理学专业学生自身的状况，对他们现有的知识水平、逻辑思维能力、分析判断能力等诸多方面进行调查，然后与本科生的标准进行比较，两者的差距体现了改变学生行为的需要，也是教育所要达到的目标。

（2）社会的需求：教育是为社会服务的，教育培养出来的人才必须是社会所需要的。根据社会需要，学校才能明确所培养的学生将要达到什么目标，应该具备哪些知识和能力等。

WHO《世界医学教育大会报告》曾指出：医学教育的最高标准在于最好地满足当地的卫生需求。由此可见，了解社会需求对于制订教育目标、保证学校培养社会所需人才来说则是非常重要的。社会需求大致可以从以下几个方面进行了解：学校的地理位置和周围环境，所服务地区的医疗保健机构任务、数量和分工，所服务地区的经济状况，所服务人群的健康状况和需求，包括平均寿命、疾病谱、人口构成、人才需求情况和就业机会等。

例如，一所护理院校所在的城市是一个老龄化程度较高的城市，但老年护理在护理学专业课程设置中仍是空白，学校的教育目标也未提到学生需具备老年护理的知识和技能。为了满足这一社会需求，学校可以考虑是否需要培养护理老年人的护士，从而相应增设"学生初步具备老年护理的知识和技能"的教育目标。

（3）学校的哲理：学校的办学宗旨和教师对本专业任务的理解构成了学校的哲理。教育目的和培养目标反映了学校领导和全体教师对培养人才的具体意图，也体现了教育者的价值观，即学校的哲理。哲理是通过全体教学人员对某些概念的一致认可体现的。如对教育的认识，对医学模式的认识，对人、健康、环境、护理的认识。这些基本概念构成了确定培养目标的框架，也称概念框架，随后进行的一系列课程内容的确定、教学方法的选择、考核评价的实施，都是在此框架内进行的。

从上述3个方面中所得到的目标，不仅数目很多，而且也会出现彼此不一致的情况。所以有必要将这些目标进行"过滤"，以确保教育目标具备下述特点。

4. 教育目标的特点

（1）相关性：即上一层次的目标对下一层次的目标有制约作用，下一层次的目标要保证达到上一层次的目标。如某医科院校护理学专业的培养目标是：培养适应我国医药卫生事业需要的，德、智、体、美、劳全面发展的，具有较扎实的护理学理论知识和技能，从事临床护理、护理教育、护理科研工作的高级护理人才。若下一层次的各门课程的课程目标并未包含这些内容，那么就会出现上、下两层次的目标不一致的矛盾，这样确定的教育目标是失败的。

（2）明确性：指目标含义清晰、不模糊。教育目标是教学活动按计划向预期目的进行的保障，也是组织教学内容和确定教学方法的前提和依据。因此，含义不清、令人费解的教育目标难以发挥上述作用，也就失去了确定目标的意义。

（3）可测量性：即目标可观察、可衡量。教育目标是评价教育结果的标准。如果标准无法测量，教育结果也就无法评价了。

（4）可行性：指符合实际，具有可行性的教育目标在实际工作中才有意义。如将本科教育目标确定为"掌握本学科坚实、宽广的基础理论和系统深入的专业知识，具有独立从事科学研究工作的能力，并做出创造性成果"，显然这一目标对本科生的要求过高，不符合实际，在现实教育中不可行，因此这样的目标没有意义。

5. 教育目标的构成　教育目标由3个部分构成：表明学习者行为的动词；学习者实现目标所需具备的条件；学习者行为的评价标准。

（1）表明学习者行为的动词：在目标组成中，必须有描述学习者行为的动词，且学习者的这种行为不是抽象的，应是可观测的行为。例如，目标陈述是"学习者理解骨骼的结构"，护理教师如何知道学习者是否达到了这一目标？要测量学生的理解力是不可能的，但我们可以从学习者的某些特定行为推出结论。例如，学习者如果能够用自己的语言描述骨骼的结构，而不是机械地参照笔记和课本进行复述，护理教师就可以认为该学生已经掌握了目标所要求的内容。如果将上面的目标改为如下写法会更加准确："学习者在不参照书本和笔记的情况下，描述或书写骨骼的结构。""描述"这个行为动词表明了学习者可观测的行为。又如"学生能够在模型上独立演示灌肠操作"，"演示"这个行为动词也表明了目标的可观测性。

（2）学习者实现目标所需具备的条件：这些条件通常指时间的限制、资料的使用或特殊的场景等。

例如，目标为"学生能够在10分钟内完成麻醉床的准备工作"，在"10分钟内"这一时间限制就是实现该目标的条件。

又如，在上述例子"学习者在不参照书本和笔记的情况下，描述或书写骨骼的结构"中，实现目标的条件是"在不参照书本及笔记的情况下"，限制了资料的使用，这样才可实现目标，即"描述或书写骨骼的结构"。

再如，目标为"学生能够在模型上演示灌肠操作"，特殊的场景"在模型上"是实现该目标所具备的条件。

（3）学习者行为的评价标准：例如，目标陈述是"用无菌技术清除患者伤口腐烂的组织，不会给患者造成危险及不适"，其中行为动词是"清除"，实现目标的条件是"用无菌技术"，评价行为的标准是"不会给患者造成危险及不适"。

6. 教育目标的领域　泰勒的目标模式产生后，许多教育学家对教育目标进行了分类研究。其中，著名教育学家及心理学家布鲁姆（B. S. Bloom）和他的同事们把教育目标划分成3个主要领域：①认知领域；②情感领域；③精神运动领域，从而使教育工作者在考虑教育目标时能够更加清晰和明确，在描述目标时，能够用更精确的语言更有效地对目标进行评价。

（1）认知领域：该领域涉及的是一些心理及智力方面的能力和运算。按认知领域的复杂性，分为从识记到评价6个水平。

其中识记在认知领域中处于最低级水平，评价为最高级水平。不同水平的目标反映了对学生不同的要求，在描述中所用的动词也不同。①识记水平的目标要求学生记忆即可。如目标定为"学生能够复述女性生殖系统的组成"，"复述"一词反映了学生只要记住便可达到目标，属于认知领域中识记水平的目标。识记水平的目标常用动词有定义、描述、复述、陈述、列出、背诵等。②理解水平的目标要求学生有一定程度的理解，不仅仅只停留在记忆的水平。如目标为"学生能区分前置胎盘和胎盘早剥的临床表现"，"区分"一词反映了学生需在记忆前置胎盘和胎盘早剥的临床表现的基础上，进一步加深理解二者的异同。理解水平的目标常用的动词有解释、区分、举例、总结、预示等。③应用水平的目标要求学生能将以前所学的知识应用在实践中，反映学生独立解决问题的能力。如学生能够运用小儿营养计算法，正确地为特定年龄和体重的儿童计算食物摄入量。常用的动词有计算、演示、操作、使用、修改、运用、执行、应用、联系等。④分析水平的目标要求学生能够对事实、观点、假设或判断进行分析，从而进行比较和对比。如学生能够分析肺炎患者现存的主要护理诊断/问题。常用的动词有分析、指出、区别、识别、选择、分类等。⑤综合水平的目标是针对学生独立解决新问题的能力进行测量，它需要学生将不同部分的知识融会贯通。如学生能够为乳腺癌患者制订一份行之有效的护理计划。常用的动词有综合、设计、制定、创造、发展等。⑥评价水平的目标要求学生对方法、观点、人及物等的价值进行科学的判断。如学生能够独立评价某护理计划制订的科学性和合理性。常用的动词有评价、断定、评判、判别等。

认知领域目标分类详见表3-2。

表3-2　认知领域目标分类

水平	分类	水平	分类
识记	（1）关于特定事物的知识	应用	应用原理、规则及概念于真实场景中
	①专有名词术语的知识		
	②体现行为的知识	分析	（1）对要素的分析
	（2）关于处理特定事物方式及手段的知识		（2）对关系的分析
	①惯例和习俗的知识		（3）对组织原理的分析
	②趋势和结果的知识		
	③分类和范畴的知识	综合	（1）提出某种独到的见解
	④标准的知识		（2）做出某种计划或提出一套操作方法
	⑤方法论的知识		（3）从一套抽象关系中做出引申
理解	（1）名词、概念的转换		
	（2）名词、概念的解释	评价	（1）按照内部标准做出判断
	（3）名词、概念的推断		（2）按照外部标准做出判断

（2）情感领域：目标主要涉及各种态度、价值观和鉴别力。其水平划分从低到高依次为接受、反应、赋予价值、价值观念组织化以及价值体系的性格化。情感领域的目标分类详见表3-3。

表3-3　情感领域目标分类

水平	分类	水平	分类
接受	（1）意识	价值观念组织化	（1）对某种价值的概念化
	（2）接受愿望		（2）对某种价值体系的组织
	（3）能控制或选择注意		
反应	（1）默许	价值体系的性格化	（1）概括化的定势
	（2）愿意做出回答		（2）性格化
	（3）在回答中得到满足		
赋予价值	（1）对某种价值的接受		
	（2）对某种价值的偏爱		
	（3）对某种价值的信仰		

（3）精神运动领域：目标主要涉及的是各种精神运动技能，其水平从低到高依次为知觉、定势、指导下的反应、机械动作、复杂的外显反应、适应和创新。精神运动领域的目标分类详见表3-4。

表 3-4　精神运动领域目标分类

水平	具体内容
知觉	运用感官能领会操作信息、指导动作
定势	为适应某种动作技能的学习做好准备
指导下的反应	能在教师指导下完成有关动作行为
机械动作	学习者能按程序步骤完成动作操作，不需要指导
复杂的外显反应	能熟练地完成全套动作技能，以迅速、连贯、精确和轻松为标志
适应	技能达到高度发展水平，具有应变性，以适应具体环境、条件及要求等方面的变化
创新	能创造新的动作模式以满足具体环境、条件等的需要

（二）内容

在目标模式的实施过程中，目标一经确定，就应考虑下一个主题——内容，即如何选择与目标相一致的课程内容。泰勒认为教师的作用在于安排一定的情境，以帮助学生达到预期目标。因此，选择课程的中心问题可归结为如何安排各种情境，以保证使学生获得自己所期望的学习经验。为此，泰勒提出以下几条原则：

（1）必须使学生有机会去实践目标中所包含的行为。

（2）必须使学生在实践上述行为时有满足感。

（3）所选择的课程应在学生力所能及的范围内。

（4）可采用多种形式的课程以达到同一个目标。

（5）同一课程也可以产生多种结果。

泰勒还指出，课程必须具备如下特征：①这些课程能发展学生的智力；②有助于获得构成各种知识的原理、原则，以及这些原理和原则的各种实验、证据、观念、事实等；③有助于发展学生的社会态度和兴趣。

（三）组织

如何对课程进行有效组织和安排是制订目标、内容之后的第三阶段工作。要使课程组织有成效，必须符合以下 3 条标准：

1. **连续性**　指在课程设置上应使学生对于所学的能力或技能有不断重复练习和继续发展的机会。

2. **程序性**　指后面的课程必须在前面课程的基础上更加广泛和深化。

3. **统合性**　指横向联系，它考虑各种课程的关联性以及学生行为与所学内容的统一和连贯，即把学生某一学科的能力作为学生全部能力的重要环节并加以促进，而不是把它作为孤立的能力。

例如，在某医学院校护理学专业的课程设置中，将医学基础课和护理学基础作为临床课程的前期课，体现了课程组织的连续性，即学生在护理学基础课程中所学到的知识和技能仍可以在临床课程的学习中得到重复、练习和发展；程序性，即学生对医学基础课的学习是进一步学习临床课程的前提和基础；统合性，即临床课程（内、外、妇、儿等）横向彼此相关联，学生能够为护理对象提供整体护理是这些科目的共同培养目标。

（四）评价

评价是指如何评价课程的效果。只有通过评价，才能发现课程在哪一方面产生了效果，在哪一方面还有待改进。评价至少需要 2 次，一次是在课程计划实施前期，另一次则在课程计划实施后期，这样才能测出变化的程度。评价不等于课程考试，而是通过观察、谈话、收集学生作业等方式进行。评价的结果还应有合理的解释。

目标模式有其独特的优越性，对课程设置产生广泛影响，但模式本身也存在不足之处。表 3-5 对目标模式的优点和局限性进行了概括。

表 3-5　目标模式的优点和局限性

优点	局限性
为学生学习提供明确的方向	使教育的领域变得狭隘
促使教师更加详细地检查目标	很难确定高水平的目标，因此学习只集中在低水平的目标上进行
通过观察学生的行为，使学生较容易达到目标	要在情感领域确定明确的目标几乎是不可能的
目标可以帮助学生进行自我指导性学习	忽视了对不可预测的结果进行指导
为课程设计提供了一个比较合理的系统	不可能陈述每一个学习结果的目标
学生更喜欢有明确的目标来指导其学习生活	只能反映训练的领域，不能反映教育领域
可以为比较不同机构的相似课程提供基础	只促进同一性而忽略了差异性
为教师提供评价学生行为的系统	对个别教师及个别学生应有不同的目标

三、过程模式

过程模式的代表人物英国教育家斯滕豪斯（D. Stein House）认为，学校的教学活动至少包括 4 个过程：①传授知识；②发展社会准则和价值观；③训练；④教导。过程模式虽然并不包括所有课程设计的形式，但可以弥补目标模式的不足，这种模式比较适合于那些以知识和理解为中心的课程领域。

（一）课程设计方面的原则

（1）选择课程的内容原则：明确哪些是需要学习及需要教授的内容。

（2）发展教学方法的原则：如何进行教与学。

（3）决定课程顺序的原则。

（4）判断学生的优点、缺点及上述原则（1、2 和 3 之间）的差异性，从而满足具体学生的个别需要。

（二）经验学习方面的原则

（1）研究及评价学生进步的原则。

（2）研究及评价教师进步的原则。

（3）在不同的学校场所，根据不同的学生背景、环境及同行人员的背景，实施课程的指导原则。

（4）在不同的场所，对不同理解力的学生提供不同的信息。

（三）相关性的调整原则

一个已确定的课程目标可以根据不同的场景随时进行调整，使目标更加可行。由于"过程模式"的最终结果不是按照预定目标出现的，因此在评价课程时，需借助于所选择的知识标准来进行。

从以上论述可以看出，目标模式与过程模式有着明显的差异性（表 3-6）。

正像目标模式一样，课程的过程模式本身存在着许多不足。在实践过程中，这种不足表现在两个方面：①难以对学生的学习效果进行评价；②对教师的要求较高，它要求教师极其熟练地把握各学科的各种概念、原理和标准。由于过程模式存在这些欠缺，因此在课程设置模式中未起到主导作用。

表 3-6　目标模式与过程模式主要概念的比较

目标模式	过程模式
输出模式：强调达到行为目标及教育的结果	输入模式：强调学习的经历及教育过程
课程活动被看作达到结果的方法	课程活动本身被看作有价值的活动
学习被看作可观察行为的一种变化形式	承认有许多学习是不能观察的
教的过程是产生预测的结果	教的过程是促使不可预测结果的产生
教师按照学生要达到的目标将内容进行分类	教师将内容进行分类，但不能预知学生会对此内容做出什么样的反应
评价学生最终是否达到了行为目标	评价是通过客观评估学生的工作，使用学科的内在标准，包括学生的自我评估

四、实践模式

实践模式的代表人物美国教育家施瓦布（J. J. Schwab，1909—1988）在 20 世纪 60 年代针对美国课程领域盲目、无根据地依赖理论，导致严重技术化取向的情形，连续发表数篇"实践"系列论文，系统地建构了实践课程开发理论，试图通过回归"实践"来变革课程领域。

施瓦布从课程的价值取向、课程的主体、课程的开发方式、课程的方法论对实践课程理论进行了深刻阐述。实践模式凸显教师和学生在课程中的主体性和创造性，强调课程的实践价值和动态生成性，注重课程开发过程中目标与方式、过程与结果的统一，采用集体审议的方式以解决课程中存在的问题。

（1）实践的课程：课程是一个动态平衡的生态系统，强调教师、学生、教材、环境四要素之间持续的相互作用。

在施瓦布所建立的以实践兴趣为基础的实践课程观中，他将课程视为一个有机的"生态系统"，其系统要素之间相互理解、相互作用，从而实现课程系统的平衡。在这一系统中，教师和学生成为了系统要素的核心，由教师和学生担任课程的主体与创造者，以此突破传统课程理论中对教师和学生的控制。

（2）教师和学生：师生关系是交互主体的关系，是意义的共同创造者。

施瓦布倡导"探究教学"。所谓探究教学，就是为学生提供真实的问题情境，让学生通过探究事物、现象和观点而自主获得科学知识并形成探究技能和探究态度的过程。施瓦布的探究课程思想认为，教师和学生在教学过程中发挥主体性作用，学生通过探究进行学习，而教师通过探究引导学生的学习，两者均为探究的主体。在探究的内容与方法层面，施瓦布认为两者存在统一性，并提出在探究过程中应包含讨论与协商环节。这一观点引申至实践课程中便体现为强调学生和教师在课程开发中的主体作用，强调课程开发过程与结果的统一性，以及课程开发过程中的协商与审议。

（3）课程开发的方法：审议（deliberate）即根据课程实践的具体情境，对相关的各种理论、因素、条件进行权衡选择。

审议是施瓦布实践课程观中的一个重要概念，也是一种课程研究方法。在施瓦布看来，审议是一个繁杂的实践过程，课程审议则是由课程主体通过平等对话与协商的方式，确定特定课程情境中亟待解决的问题，对课程中的各种事实判断与价值判断达成暂时性共识，进而针对课程问题拟定多项备选方案，并对各项备选方案进行权衡，以选择最佳（best）方案，最终对备选方案进行预演，反思目标并做出最后的选择。课程审议的目的在于促使教师、学生、教材、环境等课程诸要素之间实现动态平衡，以解决课程问题，为了达到这一平衡状态，即达成最为恰当的一致性策略，需要不断进行循环往复的课程审议。

施瓦布实践课程观的确立突破了传统课程模式对理论的过度依赖，强调课程理论与课程实践的结合，以有效解决课程中的实践性问题。此外，实践课程的提出明确了课程的实践兴趣价值取向，强调以"理解"为核心，突出了人的主体性，确立了课程的主体价值及生命立场。

第三节 课程设置及其在护理教育中的应用

一、课程设置的阶段

课程设置包含4个阶段：指导阶段、形成阶段、功能阶段和评价阶段。4个阶段相互依赖，相互发展。每一阶段的设计都会影响下一阶段的设计。

（一）指导阶段

指导阶段为整个课程设置过程提供了明确方向，是其他3个阶段的基础，也是课程形成的保障。这一阶段的核心工作是确定有关哲理、理论、概念及知识的具体内容，因此需要收集大量的信息资料、参考文献，以做出决策，并且能够为以后的各阶段提供指导。同时，要求全体教师有效参与和支持。

指导阶段有4个部分：护理哲理、统一术语、培养目标及概念框架。哲理的确认和术语的统一将对课程设置提供明确的规则，参与制定哲理的教师最终应在诸多问题上达成一致，并且统一一本课程所采用的术语，从而达成共识，然后确定培养目标，即培养何种类型的毕业生，这一系列内容完成后，课程的理论框架随之产生。因为概念、理论是抽象的，难以精确定义，刚开始会对真正的目的产生误解与怀疑。指导阶段需做出决策的事情很多，需投入大量的时间及精力，因此在此阶段应制订一个时间表，以明确每一部分所需的时间。同时，时间表有助于教师的积极参与并且为课程设置的发展提供动力，使指导阶段得以有效运转。

指导阶段主要特点是勾勒出课程设置的方向，并不制定具体的讲授内容。同时，一个护理学院或护理系可花费几年时间去发展并完善其护理哲理的框架，在指导阶段制订出明确的目标后，下面的阶段就可以通过小组或个人制定具体内容。

（二）形成阶段

形成阶段是根据指导阶段的课程设置方向，制定每一部分的具体内容。它包含 3 个部分：①教学大纲的形成；②确定层次目标与科目目标；③课程内容一览表。先设计教学大纲，教学大纲的形成导致了层次目标的制订，层次目标的制订又产生了科目目标及课程计划，层次目标与科目目标用于形成阶段的评价，而课程内容一览表则表示护理课程是如何达到层次目标与科目目标的。

大学和护理学院对必修课的要求一般是特定的。自然科学、社会科学和人文科学等课程反映出本学校特定的护理哲理与理论框架，选择课程内容的条件与前提也是基于指导阶段的理论基础进行的。指导阶段决定了如何有效地选择课程，它是护理课程计划的基础。形成阶段中所确定的内容或设置内容与指导阶段各个步骤的完成情况直接相关。例如，应用术语、理论框架结构与培养目标的一致性，护理哲理指导各阶段、各步骤成功完成。

当形成阶段出现问题时，极可能提示指导阶段中某一个部分需要进一步改进。

（三）功能阶段

功能阶段显示出课程设置过程中教育者的具体行为。一般来说，它是课程设计过程中的实践阶段，它把前两个阶段的内容付诸实践。功能阶段包含 3 个方面的内容：①课程内容说明；②教学方法及学习实践；③学习的有效性。当教授整个课程内容时，可能发现前两个阶段形成的教学大纲中的某些定义不完善，在实施过程中需要不断修改。因此，在此阶段，全体教师的通力合作是保证课程实施的基础。

功能阶段为教师创造性地应用指导阶段和形成阶段的结果提供了机会。无论课程是个人授课或小组教学，全体教师都有责任运用经验及职业判断力来确定什么样的课程是可行的。教师参与的目的是帮助学生达到形成阶段所确定的目标，但是这种方法又因教师本身指导能力的不同而有所区别。可以通过评价而确保学习行为的有效性及识别学生分数的有效性。在此阶段，可以修改前两个阶段的有关内容。教师应牢记指导阶段的思想，这种思想的不断强化会加强教师的参与和理解，从而保证在此阶段实施过程中，与指导阶段的哲理相一致。

（四）评价阶段

评价阶段作为课程设置过程中的最后阶段，对课程计划的完成情况进行分析，评价的手段及方法是衡量学生是否最终达到了教育目标及哲理所规定的范围。评价阶段包含 3 个方面的内容：①输入评价；②过程评价；③输出评价。输入评价是指在某课程计划实施前对学生特征的评价。过程评价是指对那些影响学生行为的活动进行评价，例如教与学活动、学习成绩。输出评价是指对学生是否达到培养目标的要求及能力所开展的评价。在按照某一课程计划实施教育时，学生具有一定的知识、技能与方法，这是输入量；通过教学大纲中课程活动的影响，这是过程量；当完成教学大纲时学生具有显著性变化，这是输出量。这一系统模式的评价始终贯穿着学习过程，是不断变化的过程。

二、护理学专业课程计划

（一）课程计划的概念

课程计划（instructional program）又称课程方案或教学计划，是对学校所有课程在不同学习阶段的总体安排，是落实学校总体培养目标、课程的指导思想，以及课程设置与课程结构、课程管理方式等方面规定的书面体现，是学校教育教学工作的指导性文件，也是学校组织教学和管理教学的主要依据。护理学课程计划依据护理学专业的培养要求而制订，既体现护理人才的培养规定，又反映护理学专业的特点和护理教育教学的规律。

编制护理学课程计划时，必须符合党和国家的教育方针，以及护理事业发展规划；反映科学技术发展和社会进步对护理人才的需求；保证教学内容的完整性和系统性；合理分配课程门数和教学时数；具备统一性、稳定性和一定的灵活性。

（二）护理学课程计划的基本结构

护理学课程计划的基本结构一般包括：指导思想、培养目标、修业年限及学位授予、主干学科课程和主干课程）、课程设置、教学安排和学时（学分）分配、成绩考核、教学进程表等。在护理学课程计划中，培养目标是制订课程计划的依据，课程体系是课程计划的核心，各门课程学时分配和各教学环节安排是课程计划的具体表现形式。因此，为了实现专业培养目标，课程计划的主要任务就是对课程进行最优化的组合和设计。

1. 指导思想　是制订课程计划的依据、设置护理学专业的目的和意义以及对专业总体培养目标的说明。指导思想要求言简意赅，能体现专业育人理念和教学模式，具有高度的概括性。

2. 培养目标　描述所培养的护理学专业人才可以从事的本领域的工作范围和达到的专业程度，以及应具备的知识、能力与素养。培养目标是课程设置的主要依据，也是检验护理学专业学生是否达到培养要求的主要指标。培养目标应反映特色、指代明确、内容具体，表述动词能客观衡量，具有一定的可操作性。

3. 修业年限及学位授予　修业年限是指学生在校学习时间的长短，又称学制。修业年限与学生的入学水平和规定达到的学历规格密切相关。学位授予是对学生在修业年限内学习结果的认可和颁发的证明凭据。修业年限及学位授予一般包括：①学生的入学水平；②修业年限的范围；③达到的学历规格；④授予的学位类型。按照规定的学制完成课程计划规定的全部课程及其他教育教学活动要求的学生，可授予相应的学位。

4. 主干学科和主干课程　主干学科是根据培养目标所确定的护理学专业所必须具备的专业理论与技能体系。主干课程是为实现培养目标和达到知识能力结构必需开设的课程，即必修课，不得任意删减。主干学科和主干课程在教育部制定的专业基本规范中有明文规定。

5. 课程设置　是根据专业培养目标和人才培养要求而规定的课程门类（必修课和选修课），包括课程名称和学时分配。课程设置是课程计划的核心内容，应反映教育方针，应注意课程结构的合理性，包括课程设置的模块（如通识模块、专业基础模块和专业模块、必修模块与选修模块）划分是否合理；各课程模块的比例、各门课程安排的学段，先修课程与后续课程之间的逻辑联系；各门课程在人才培养过程中的作用与地位，以及相匹配的课时安排等。课程计划应有明确的课程实施基本要求。

护理哲理是护理学专业课程设置的指导方向，决定了必修课程的具体内容，例如护理哲理认为社会变化包括影响个体文化价值的政治与社会力量的相互作用，可以设置的必修课程包括社会学、政治科学、人类学。护理哲理主张健康是受人类固有的潜在能力及生长发育趋势所影响的，必修课程则应设置生物学、遗传学、心理学、生长发育理论等。在课程设置过程中，应考虑主干必修课与支持主干必修课之间维持一种平衡。通常情况下，一个合理课程的总体设置需包括 1/3 的通识必修课、1/3 的主干支持课程、1/3 的护理学科课程。

6. 教学安排和学时（学分）分配　是对学生在修业年限内所有教学活动项目的总体设计和各种教学活动项目的时间规定，包括以下主要内容：①学生在校学习的总的时间安排和学年、学期、每周学时安排，以及学年、学期划分；②各种主要教学活动项目安排和时间规定，如军事训练、社会实践、临床见习和实习、毕业论文。

7. 成绩考核　课程计划中的成绩考核主要对课程考核的内容范围、得分比例和方式方法做原则性规定。包括：①考试、考查的课程及其按学期设置的大致比例和时间安排；②毕业考试的内容和方式等，如理论考试、综合能力测试、论文答辩。

8. 教学进程表　是将开设的所有课程根据教学总体安排和时间分配以表格形式进行设计，形成合理的课程结构。教学进程表的主要内容有：①开设课程的类型、门数，具体科目的时间安排；②每门课程在整个教学周期内的位置和开设的先后顺序；③总学时数和周学时数；④考核形式安排等。

可以遵循以下原则对教学进程表进行检验：①是否体现本专业培养目标和专业特点；②是否体现专业知识体系的系统性、科学性和完整性；③课程设置、教学安排和时间分配是否符合国家有关规定和达到了规定的学历规格；④课程结构是否遵循了循序渐进的教学原则。

9. 其他说明　是指对课程计划的补充和完善，使课程计划内容更加完整并符合一定的文体规定，如：①注明标题；②注明课程计划的类型是讨论稿、试行稿，还是修订稿、正式版本；③注明使用的起止时间；④注明编制的单位和完成的时间。

三、课程大纲的制定

课程大纲（syllabus）是帮助学生及教师了解某一课程总体概况及如何开展而制定的。为保证其有效性，课程大纲必须在授课前制定，并由教师及学生共同讨论通过。课程大纲包括课程综合描述、课程目标、课程内容、教学方法及评价方法，并且指出它们各方面的关系。从另一个角度说，课程大纲反映课程设置过程中的形成阶段与功能阶段各部分内容的总结。

制定课程大纲应遵循下列原则：

1. 明确课程的地位、作用与任务　以培养目标和基本规格要求为依据，明确本门课程在课程计划中的地位、作用和任务。每门课程都应为实现专业课程计划的整体优化服务。根据人才培养目标所要求的能力知识结构特点，确定明确的课程目标与恰当的内容和方式。

2. 确保课程目标合理和完整 课程目标是从教育目标体系中发展而来的，根据布鲁姆目标分类体系，一般包括知识目标、技能目标和情感目标，在编制课程目标时应围绕这3个方面，缺一不可。课程目标还应有助于课程内容的排序，并进一步选择合适的教学方法及评价方法。

3. 贯彻"少而精"原则，合理安排课程内容 重视课程内容的相对稳定与课程大纲的开放性，给授课教师留有更新教学内容的余地，有利于因材施教。恰当安排课程内容和授课学时，妥善处理各门课程之间和每门课程各部分内容之间的衔接与配合，实现专业课程计划的整体优化。

4. 确认课程内容的逻辑顺序 课程目标按关键程度分主次，课程内容也应根据课程目标的主次、学科知识体系的逻辑以及学习过程的渐进性，按顺序安排内容以及时长。明确课程内容各部分之间的关系。对于教师，可以选择灵活多变的教学方法及评价方法；对于学生，可以对该课程知识体系的全貌有整体认识，有助于选择合适的学习进度与方式及方法。

5. 澄清教学方法与评价方法的异同点 教学方法与评价方法的异同点常有混淆之处。例如，教师推荐书籍是一种教学方法，但这也可以作为将来评价考试题目的来源。而书面作业既可以作为反映教学行为进展的教学方法，又可以作为评分依据的评价方法。对学生来说，理解学习行为与评价行为的不同内涵是十分必要的。

6. 分清主次，认识课程关键所在 虽然所有课程目标和课程内容都需完成，但教师需按其关键的程度分清主次，这就要求教师具有专业的判断能力，这样可以节约学生的时间和精力。

第四节 护理学课程的发展与改革

一、课程发展与改革的背景

课程不是静止不变的，而是不断变化发展的，需要对其不断评估，在采纳新理念和新思想的基础上对课程不断修订，使之得以完善发展。课程系统是一个开放系统，它与外界各系统之间有着各种各样的联系，并发生着各种各样的相互作用。也正是由于这种相互作用，学校课程才不断地发展变化，且必须经常地进行改革，才能适应社会发展的需要。因此，如果不对学校课程的变化和改革中的一些带有规律性的内容进行研究，改革就无从着手。即使盲目地进行这种改革，成功的希望也是极小的。

对课程改革的研究，主要集中在以下方面：①研究课程变化与革新的社会背景。彻底了解课程改革的背景与原因是正确认识课程改革的任务，树立正确改革目的的基础。②研究课程改革的过程。③研究课程改革的结果。一项改革进行得好坏、结果如何，要给予正确评价，总结经验和教训，找出成功与失败的原因，也是探讨改革规律的一条重要途径。

（一）课程改革的一般过程

课程改革的一般过程是：由专家学者和课程理论家组成课程设计小组，通过对具体的课程问题，如一门学科现存的问题和应该达到的标准等进行调查研究，提出一套解决办法，从这些解决办法中产生出新的课程计划或方案，然后把这些方案拿到学校中去实验，经修改后向全国推广。

在英国，大多数课程方案的制定和推广也都大体遵循这个过程，因此有人称这种课程改革方法为"研制推广"法。也就是说，在这种方法中，研究（research）、设置（development）和推广（diffusion）是此过程的 3 个主要阶段，简称为"RDD"战略。

（二）课程改革的策略

霍伊尔（Hoyle）在 1976 年确定了以下 3 种课程改革的策略：

1. 策略 A　由权力较大的机构进行课程改革，改革的目标主要是指教育结构内部，交流是单向的，即从权威部门到职业实践者。

2. 策略 B　改革的目标是教师集体的态度、价值观和意见。交流是双向的，即在专家和实践者之间进行，但是属于非指导性的。

3. 策略 C　改革的目标是单纯改革课程，能够取得专家的支持，交流是单向的，常常由有关课程改革的讲座、书籍及录像组成。

一个领导者也可以利用自己的权力引进改革方案，但这种方式存在一些基本弱点，例如容易引起教师内部之间的分歧，现实中课程的改革方案往往由教师去执行，所以促进教师间的合作是很有必要的。如果课程的改革是由机构内部开始进行，这样的改革方案便更容易被接受。又如课程的改革若从分析课程开始，通过课程研究人员对课程的深入分析，课程改革的目标是降低教师的工作量或者强调教师们所要求的事情，那么改革更容易为教师所接受。

课程改革过程中的关键性步骤是组织教师进行集体讨论，这需要花费足够的时间，让教师充分发表自己的观点并提出问题。集体讨论可以在护理学院以外的场所进行，这样可以使教师摆脱传统的角色，更充分自由地表现自己。阻碍课程改革的因素主要来自传统的规范，有些新参加工作的护理教师，最初几乎充满了热切的改革愿望，一旦实际工作 1 年后，在传统的规范的束缚下，大多数人已丧失了改革的愿望。

（三）促进课程改革的方针政策

一些教育学家为了促进课程改革的成功，提出了以下 6 条方针：

（1）努力与机构内的支持力量合作，且避免与阻碍改革的力量对立。

（2）组织一支能够自我激励的改革同盟军。

（3）与机构内部的积极因素合作，避免与机构内部的消极因素合作。

（4）保证与改革小组合作的人员参与，并使参与者拥有自由和权力完成指定的改革。

（5）努力促使课程改革小组的人员参与改革项目。

（6）努力使课程改革小组的合作人员免受不必要的压力，减轻紧张。

一个成功的课程改革者，自身需要具备良好的人际交流技巧，但如果为了改革的需要，也应做好思想准备，因为改革也可能会遭到众人反对。改革者要允许教师们参与某些关于改革的决定，并随时准备回答教师们提出的疑问。改革者需要有坚定的信念，并努力把改革思想付诸实践。改革者必须脚踏实地工作，不要陷入机构内部的琐事之中。同时，改革者的角色，是要对全局有总体设想，以保证改革的顺利进行。

二、护理学课程的发展

课程是学校教育的核心，人才培养目标主要通过课程得以实现。护理学专业的课程设置、改革和发展既要遵循教育自身发展的特有规律，又要根据国家的总体要求以及追随科学技术的迅猛发展反映时代的变化。

1. 新时代护理学专业课程建设新理念　课程是人才培养的核心要素，课程质量直接决定人才培养质量。新时代护理学专业课程建设的新理念是：必须融入大健康理念，主动适应新要求，以创新促改革，以改革促发展，加快护理人才培养目标由"以疾病治疗为中心"向"以促进健康为中心"转变，着力培养能够适应新时期护理事业发展，胜任全人群、全生命周期、全过程健康管理的复合型护理专业人才。

2. 护理学专业一流课程建设　《教育部关于一流本科课程建设的实施意见》（教高〔2019〕8号）指出，在课程建设中落实立德树人根本任务，深入挖掘各类课程和教学方式中蕴含的思想政治教育元素，建设适应新时代要求的一流本科课程，让课程优起来、教师强起来、学生忙起来、管理严起来、效果实起来，形成中国特色、世界水平的一流本科课程体系，构建更高水平人才培养体系。一流本科课程建设的总体目标是：全面开展一流本科课程建设，树立课程建设新理念，推进课程改革创新，实施科学课程评价，严格课程管理，立起教授上课、消灭"水课"、取消"清考"等硬规矩，夯实基层教学组织，提高教师教学能力，完善以质量为导向的课程建设激励机制，形成多类型、多样化的教学内容与课程体系。

护理学专业一流本科课程包括五类：①线上一流课程；②线下一流课程；③混合式一流课程；④虚拟仿真一流课程；⑤社会实践一流课程。一流课程建设强调"两性一度"，即提升高阶性：培养学生解决复杂问题的综合能力和高阶思维。课程内容强调广度和深度，培养学生深度分析、大胆质疑、勇于创新的精神和能力。突出创新性：课程内容体现前沿性与时代性，教学方法体现先进性与互动性。增加挑战度：课程设计增加研究性、创新性、综合性内容，让学生体验"跳一跳才能够得着"的学习挑战，严格考核考试评价。

三、护理学课程改革的趋势

护理学专业课程改革既要遵循教育自身发展的特有规律，又要顺应由科技创新带来的原有护理模式的转变，充分体现参与维护生命全周期与健康全过程的护理学科的时代变革与发展趋势。目前，护理学课程改革的趋势主要表现在：

1. 确立适应时代需求的护理人才培养课程体系　根据国内外护理人才培养趋势及公众健康需求，重构层次清晰、方向明确、岗位适合的护理人才培养课程体系。从性质上，新构建的课程体系在培养人才的功能上应具有国际化、胜任力本位、以人为本、个性化的特质。其具体内涵如下。①国际化：指培养具有全球意识、国际活动能力，具有国际护理执业资格的高素质护理人才；②胜任力本位：指培养具有强烈社会责任感和职业精神，以患者为中心的护理实践能力、评判性思维能力、具有创新精神、能够在复杂多样的卫生保健环境中从事跨学科护理实践的护理人才；③以人为本：指培养具有强烈的人文关怀意识和良好的职业伦理素养，高水平人际沟通技能和善于理解他人、尊重差异、善于合作的护理人才；④个性化：指立足人的自身全面发展，尊重受教育者的个性差异，培养具有独特的品质和丰富多彩个性的、可持续发展的护理人才。

2. 强调思政教育与专业教育、人文教育的全程融合 体现生物 - 心理 - 社会 - 环境这一现代医学模式的特点，突出整体人的概念，进一步优化护理课程结构体系，实现"知识和技能的传授"与"价值引领"的有机统一。围绕立德树人根本任务，加强课程思政与专业教育和人文教育的融合和统一，精简整合医学基础课，优化重组护理学专业课程，增加人文社会学科课程，同时增加创新创业、劳动教育课程。除专业能力的培养外，加强思政教育及人文内涵和综合素质的培养，重视人格、情志及文化素养和思维方法的培育，使学生人文素养的培养符合中国特色社会主义价值观的根本要求。同时，提高学生对社会主义核心价值观的理解与认同，培养学生的爱国主义思想和民族精神，并进一步将其内化为自觉的信念，提升其人文关怀能力。

3. 构建护教协同背景下新的护理学专业课程体系 强化学校和各类医疗机构合作推进护教协同，增加学生所学知识、技能的深度和广度，提高学生解决临床实际问题的实践能力，提升以护理职业道德、职业态度和职业价值观为基本内容的职业素质教育。《全国护理事业发展规划（2021—2025 年）》指出，护理事业需要紧紧围绕人民健康需求，构建全面、全程、优质高效的护理服务体系，不断满足群众差异化的护理服务需求。因此，护理人才培养应充分考虑紧缺护理专业，如老年护理、儿科护理、重症监护、传染病护理、急诊急救、康复护理、中医护理专业护士。院校教育应满足护理服务的岗位需求和岗位胜任力，协同毕业后教育和继续教育，探索符合中国特色的护理学专业课程体系。强调理论与实践结合，增加"早接触临床、多接触临床、反复接触临床"原则下的实践教学模式。

4. 加强多学科、跨学科的护理学整合课程建设 多学科交叉融合是新医科背景下学科发展的必然趋势。为照护复杂疾病患者，护理专业与其他专业之间需要加强了解，提高内部跨专业合作和团队效率的能力，才能培养出具备跨学科思维、较高创新精神和较强实践能力的高素质复合型护理人才。体现在课程建设中，遵循整体性和综合性原则，强化培养目标，淡化学科界限，以工作任务或问题为轴心，注重本专业与信息学、工程学、社会学、遗传学、经济学等学科领域的交叉，组合跨学科、跨专业课程，开设融合多学科知识体系的整合课程。

5. 顺应互联网 + 教育背景的在线开放课程 现代信息技术发展为护理学专业课程建设创造更广阔的空间，课程内容、教学与学习形式、课程评价等都发生了巨大变化。包括：①努力打造线上"金课"集群，实现护理课程内容、教学方法与信息技术的深度融合，以促进护理在线教育从保运行到求卓越的转变；②将线上与线下、授课与辅导答疑等重要环节进行有机组合，在教、学、练、测、评等环节进行多元设计和策划；③积极拓展护理线上学习社区和线下学习中心相结合的教学空间，持续改进学生的学习方式、体验与效果，创新学习支持模式；④建立护理课堂教学质量大数据采集与分析平台以及质量常态监控体系，记录和收集教与学各项行为专项数据，建立基于数据反馈的护理教学管理制度以及个性化学习支持服务模式。

6. 加速护理学专业国际化课程　经济全球化趋势增强，医学教育全球化趋势是社会发展的必然趋势，应进一步加强国际间护理学术交流，充分利用国际护理教育信息与技术资源，汲取国际经验，加速我国高层次护理人才的培养。积极推进与"一带一路"倡议沿线国家卫生与健康的交流合作，发展国际合作教育模式，探索线上线下相结合、灵活多样的合作办学模式，在东西方文化交融中培养国际化护理人才。加强护理教育国际化政策与机制研究，依托双语课程、海外虚拟研究院等平台吸纳留学生来华学习，努力探索既符合国情，又能与国际接轨的高等护理教育课程体系。

 习题

一、单项选择题

1. 根据层次构成，可将课程分为
   A. 公共基础课程　　B. 核心课程　　　　C. 微型课程　　　　D. 实践型课程

2. 将课程分为显性课程和隐性课程，划分的依据是
   A. 课程规模大小　　　　　　　　　B. 课程是否有明确的计划和目的
   C. 课程传授内容　　　　　　　　　D. 课程的层次结构

3. 在课程的系统模式中，教育思想、观念、理论等属于
   A. 输入部分　　　　B. 过程部分　　　　C. 输出部分　　　　D. 调整过程

4. 在课程设置的阶段中，其他 3 个阶段的基础是
   A. 形成阶段　　　　B. 评价阶段　　　　C. 功能阶段　　　　D. 指导阶段

5. 护理学课程计划的核心是
   A. 课程体系　　　　　　　　　　　B. 培养目标
   C. 课程设置　　　　　　　　　　　D. 教学安排和学时（学分）分配

6. 模仿属于教育目标的领域
   A. 认知领域　　　　　　　　　　　B. 情感领域
   C. 精神运动领域　　　　　　　　　D. 心理领域

7. "RDD"战略的 3 个主要阶段是
   A. 研究、内容和推广　　　　　　　B. 研究、设置和评价
   C. 方法、设置和推广　　　　　　　D. 研究、设置和推广

8. 最能体现科学性、系统性和规律性的课程类型是
   A. 活动课程　　　　B. 综合课程　　　　C. 学科课程　　　　D. 核心课程

9. 情感领域目标由低到高的第三层次目标是
   A. 形成阶段　　　　　　　　　　　B. 接受
   C. 价值观念组织化　　　　　　　　D. 赋予价值

10. "课程系统"属于
   A. 开放系统　　　　B. 闭合系统　　　　C. 循环系统　　　　D. 扩展系统

在线答题

二、简答题

1. 简述课程在学校教育中的意义。

2. 简述常见的 4 种课程类型及其特点。

3. 简述护理学课程改革的趋势。

三、论述题

请阐述制定课程大纲应遵循的原则。

第四章 护理教学方法与技巧

第四章数字资源

　　教学方法是师生为完成一定教学任务所采取的活动方式。在教学过程中，教学内容的展开，智力活动及操作技能训练，总要采用一定的方式或技巧，不同的方式或技巧及其不同的排列组合，便形成不同的教学方法。教师借助各种教学方法能够引导学生掌握知识、形成技能、技巧，提高、发展学生的认知能力。

　　教学方法不仅受教学目的和教学内容的制约，同时还受到社会生产力发展水平的制约，也就是受一定社会时代的教学目标及内容的制约。例如，在我国封建社会，教育的目的是为地主阶级培养臣仆，学校中的教学内容是四书五经，与此相应所采取的教学方法则是脱离实际的呆读死记，机械背诵。当今社会正处于信息瞬息万变、科学技术日新月异、学科知识迅猛增长的时代，要求人们更新知识的速度加快，在教学活动中出现了多种辅助手段以适应时代的需要。目前的教育目的在于为国家培养各种各样适应新世纪国民经济发展需要的高素质人才，如科学研究人才、管理人才、文体人才、商业服务人才及医护人才，教学内容也涉及自然科学、社会科学、人文科学等诸多方面，教学的指导思想则提倡探索性方法，调动学生的主观能动性，变被动学习为主动学习，进一步发展学生的评判性思维能力，增强学生的创造性和自主能力的方法。

　　普通学校常用的教学方法有讲授、演示、实验、课堂练习、课外练习等。护理学专业教育作为一种包括成人教育在内的多层次、多轨道的教育，教学方法多样，如讲授法、小组教学法、以问题为基础的教学法、个别辅导、开放式学习和咨询。每一种教学方法都有其不同的特点。下面我们就护理学专业教育中最常用的一些教学方法进行介绍，供选择使用。

第一节　讲　授　法

一、讲授法的特点

　　讲授法是指教师运用语言向学生系统而连贯地传授科学文化知识的方法。讲授法是广泛应用于各种教育系统的主要教学方法。从护理学专业教学进度表上发现，大部分的教学活动是通过讲授法完成的。在学生人数多，讲授内容丰富，时间又紧迫的情况下，讲授法尤为重要。讲授法最大的优点在于能用较短的时间传递较丰富的知识，容量大，效率高，其是教师需要掌握的最基本的一种方法和基本功。讲授法作为一种很重要的教学手段，与其他方法相比较具有其独特的特点（表 4-1）。现将讲授法的特点归纳如下：

1. 目标　在传授知识方面，讲授法与其他方法是等效的，但在促进学生独立思维能力和改变态度方面可能不如其他方法。

2. 强迫性参加　在教学活动中，不参加听课的学生，其考试或测验的成绩要比参加听课的同学差。

3. 时间安排　实验结果提示，大约在讲授法开始 20 分钟后听众的注意力开始逐渐下降，所吸收的内容及笔记的信息量也开始减少，且上午授课似乎比下午授课更有利于知识的记忆，但这对于"夜晚型"学生来说不利，因为他们生理最清醒状态是在下午 3 点至午夜期间。

4. 回忆信息　从回忆信息的角度，讲授法相对于其他方法效果较差，调查结果表明，1 周后这种回忆将降至 20%。

5. 讲述　讲授的过程是最关键的部分，讲授速度主要与内容的难易程度有关。

表 4-1　讲授法的优点与缺点

优点	缺点
一个教师能与许多学生交流	讲授不能照顾个别学生的需要
介绍新课题	讲授的进度不一定适合所有的学生
介绍课本里没有的新知识	教师可能会存在明显的偏好
教师把题材系统化后讲授给学生	学生在很大程度上是被动的
给学生一个对方能建立的框架	学生得到的是"第二手"资料
优美、生动的讲授能提高学生的主观能动性	学生的注意力逐渐减弱

师生双方都需要多样化的教学方法。当今，单纯的讲授法已经不多，教师们无形中已经采用了多种教学技巧充实于讲授法中。在采用讲授法时，切忌冗长、乏味、缺乏条理性的做法。在教学实践中经过认真计划和充分准备后，教师采用讲授法能够讲出高水平的课，达到预期目标，收到理想效果，同时为学生所喜爱。

二、制订讲授计划的过程

生理学和解剖学最早应用讲授法，讲授法成为传播某种特定题目的常用手段，适用于传授现成的或是其他材料中已经被证实的知识。教师在制订讲授计划之前，需要思考：讲授法是否是讲授这一题目的最佳方式？如果是，接下来就应该考虑下列与计划有关的因素。

（一）影响讲授计划的因素

1. 学生因素　首先要考虑的因素为学生所学的课程类型。护理学专业课程的内容不仅限于"注册"护士考试的内容，各阶段的课程都具有相当水平的专业理论和实践技能。

其次为学生的教育背景，在多层次、多轨道的护理学专业教育中，包括部分成人教育以及在职护士的继续教育，学生对每节课所需要的知识也不尽相同。同时，在受教育的学生中，有些学生不具备任何正式的执业资格，而另一些已拥有相当水平（获得各类证书），在这种情况下，对教师而言，只能把目标定在中点，因为要使讲授适合于每一个学生是一件很困难的事。对于处于两个极端的学生，则需要配合个体化的指导，以保持其学习热情，促进其进步。此外，学习班的规模也将影响计划的类型，例如，在一次讲授中，试图给一大群学生安排活动是很困难的。

2. 题材因素 所选题材的培养目标对讲授计划产生深远的影响。如确定学习精神、运动技能或是改变态度为主要培养目标，讲授法不是最好的教学方法。但是，在学生进行实践之前给他们演示精神、运动技能或是在小组讨论之前先介绍病案或某一特定问题，仍可采用讲授法。

3. 环境因素 对讲授计划有实践性的约束。因为环境因素不仅包括视听教材、黑板等教学辅助用品，而且包括学习场所等因素。

4. 心理因素 在制订讲授计划时，需要考虑心理因素。讲授内容的组织要有逻辑性、富有意义。讲授顺序的安排应从简单到复杂、从具体到抽象、从已知到未知。在讲授过程中，要不断地改变活动方式并注意给学生一定的刺激，以保证听讲者的注意力不是很快下降。在讲授结束时要重复重点内容，使学生多次接触某一信息，起到举一反三的作用，这样学生在讲授结束后的一段时间内还能保持信息记忆。此外，师生间的关系也会直接影响授课计划和授课效果，因此教师要注意建立良好的师生关系，以促进授课计划的实施过程。

（二）授课计划

一份完整的课堂授课计划（有的学校以教案形式替代授课计划）的内容包括：①课程名称，讲授题目，学生背景、人数，授课的地点、时间，教师及课程负责人等基本资料；②课堂目标；③授课内容；④教学活动计划，包括采用的教学方法、课堂教学的评价方式、提问的内容及备注等。每一节课都要有授课计划，只有经过认真、充分的准备，才能把课程重点及要素考虑周全，方能收到预想的教学效果。授课计划的基本形式适用于各种形式的教学活动，所以不同于"教师的备课笔记"。备课笔记是用于提醒教师本人在讲课时要注意的某些细节。教师可以依靠题材的类型与自己的经验水平来进行授课活动，因此教师可能在没有备课笔记的情况下进行讲课。但是没有授课计划的讲授则是不允许的，因为这种做法不仅缺乏创造性，而且会令学生乏味，教学效果也会未能尽如人意。

在此，给大家介绍一份授课计划示例（表4-2），可用于各种教学形式，供参考。授课计划需要一定的灵活性，以便于对难点的理解和处理其他未预料到的情况。

一名教师无论有多么丰富的教学经验，都应当使用备课笔记，否则很容易忘记讲授的重点。对一个刚获得教师资格的人而言，把他所要讲的内容一字一句全记下来是很有必要的，但要尽量避免照本宣科，把讲授变成大声朗读讲稿的做法会使讲授者容易忘记自己的角色。所以，讲授者为了防止忽略任何细节，不妨写下所有的主标题及副标题，包括课堂上计划采用的合适的案例，这样做的效果可能会好一些。

表 4-2 授课计划示例

课程负责	授课教师	学生专业、年级
授课题目：		
课程类型：		
授课日期：	时间：	地点：
听课人数：	教育水平：	过去的经验：
课堂目标：		
内容安排：		
教学方法：		
评价方式：		
参考资料：		
思考题：		
备注：		

也有一些教师不喜欢用备课笔记，而喜欢把主要标题写在投影胶片上或制作的幻灯片上，用于激发自己对题材的记忆。在考虑讲授顺序的设计时，有许多方法可被采用。通常，第一步是制作一个概念图，显示授课题目与有关概念的关系。内容确定后，就可以选择一个适合于讲授顺序的方案。例如一次讲授内容由许多大标题组成，在大标题之下再细分为若干小标题。或者侧重于两个概念的比较，也可以提出问题并列出可能的解决方案。

（三）备课过程

授课计划定好后，教师需花费相当多的时间进行课前准备。教师除考虑影响授课计划的因素外，还需复习教学大纲，钻研教材，并按要求有目的地参阅相关参考文献、资料。课前复习大纲可以强化教学目标，便于围绕目标着手组织教学内容。结合教学内容选择有效的教学方法与技巧，以确保突出重点、讲透难点、合理安排进度、落实教学目标。教材是课堂教学的基本依据，教师对教材的内容要达到深刻理解、完全消化、运用自如的程度，才能在课堂上脱稿"讲"，避免"念"讲稿的乏味做法。同时，教材内容具有时间性，有的内容会出现与学科的实际发展不匹配的情况，所以，教师在课前查阅相关资料，课上补充新进展的做法格外重要。

三、讲授过程

周密的计划是讲授全过程中一个重要的部分，但有了一份周密的计划，并不意味着就能很好地进行讲授。教师在讲授过程中还需要具备多方面的能力，例如语言的表达技巧、思维的清晰性、讲授内容的趣味性、演讲者的热情和自信。语言表达是指教师在讲授或其他形式的教学活动中的讲话方式，这些讲话方式又可细分为一些模式，最常见的有陈述事实、将资料进行定义和分类、提问和回答问题、作解释、对比知识、评估材料等。

讲授的目的是与听众交流信息，其主要媒介就是讲授者的声音。一些新的护理教师可能一想到自己要面对众多听众，就担心自己知识不够用，或是忘记要讲的内容、缺乏自信而显得紧张。其实，即使是一位在某领域的知识水平远比听众高的讲授者，同样有可能在面对众多听众时感到无助、显得紧张。然而，对一名新教师而言，重要的是他要坚信自己有能力面对学生站在讲台上，这种能力来自他多年的临床实践。

四、教育目标领域

教育目标是指教学中师生预期达到的学习结果和标准。20世纪下半叶以来，世界各国的一些心理学家对教育目标曾提出各种不同的分类法，其中影响最大的是布卢姆的教育目标分类理论。布卢姆和他的同事们将教学目标分为3大领域，即认知领域、情感领域和动作技能领域（详见第三章第二节）。

教育目标应该是教授目标和学习目标的统一体。媒体教育学经典理论之一——学习金字塔描述教育目标24小时平均保持率。学习金字塔是指根据一系列教学方法和学习活动促进学生有效记忆被教材的比例而绘制出的一个三角形，其内容为学习者以听讲方式能记住学习内容的5%；以阅读方式能记住学习内容的10%；以视听结合方式能记住学习内容的20%；以现场示范方式能记住学习内容的30%；以小组讨论方式能记住学习内容的50%；以实际演练/做中学方式能记住学习内容的75%；以教别人/马上应用方式能记住学习内容的90%。

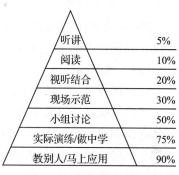

听讲	5%
阅读	10%
视听结合	20%
现场示范	30%
小组讨论	50%
实际演练/做中学	75%
教别人/马上应用	90%

图4-1　学习金字塔

五、增进讲授效果的措施

讲授不等于灌输，讲授法与灌输法之间没有必然的联系，造成学生被动学习的原因是使用者而不在于讲授法本身。事实上，教师系统化连贯地讲授，本身就蕴含着一定的知识结构，经过学生们思维加工的过程，可以形成或改造学生原有的知识结构，而且讲授的"语言流"中的逻辑性，能启发学生的思路，讲授中的布疑、设问或解决问题的过程展示，均可激发学生思考或给学生以示范、启示。讲授中的论证推导过程也有助于学生掌握科学的思维方法。教师在讲授中所体现的思想、观点，所流露的情感对学生具有潜移默化的影响。增进讲授效果的措施如下。

（一）讲授的内容

讲授的内容具有高度科学性、思想性和知识性。每次讲授的内容必须充实且有系统，所讲的内容应该属于基本的具有指导性（方法性）的系统知识。对于高等院校，尤其是高年级学生，除传授基本知识、基本理论和基本技能外，还要及时补充科研新成果，介绍相关领域的科研动态，补充新信息，开拓学生的评判性思维。教师所讲授的知识要少而精，强调基础性、原则性、关键性的必要知识，突出重点，解析难点。教师要把注意力集中在如何启迪和发展学生智能的潜力上。

（二）讲授者的语言

讲授是借助语言进行的一种艺术，讲授的效果在很大程度上取决于语言，并强调语言清晰、生动、简练、准确。心理学研究结果证明：讲授语言的清晰度与学生的学习效果呈正相关。

除语言清晰度外，语速、音量适中也很重要，过快、过慢、过高、过低的音调都不合适。音量或音响有赖于空气撞击声带的强度，音调由声带的长度、厚度及张力决定。前两个因素受喉的大小影响，例如，儿童的喉小、声带短，发出的音调高，而成年男性的喉大、声带长，发出的音调低，即深沉的声音。人们在神经性紧张时将产生高音音调。

讲授过程合理应用声音（特别是辅音）可以保证声音清晰，使坐在教室最后面的听众都能听到。最简单而有效的方法是讲授者站直身体，从肺部发出声音，这样要比直接从喉内发出声音的效果好。在讲授过程中，教师要注意仔细观察听众的面部表情，并进行非语言性交流，收集最后一排听众是否听清的反馈信息。

（三）学习环境

讲授的课堂环境要求安静、清洁、明亮、空气清新、座位舒适、视野清晰、师生气氛和谐。为学生提供身心舒适的学习环境，才能保证授课的效果。

（四）教师的行为

无论何种讲授，教师都应当为学生提供一种具有心理安全感的氛围。如果教师给人的印象是和蔼可亲、富有幽默感，那么他的讲课将会是充满活力，使人振奋。事实证明，教师的兴趣和热情为学生所推崇，教师的行为直接影响讲授的效果。教师可以运用语言进行强调，也可以用无声的肢体语言来说明某些含意，将各种行为结合使用，会使得讲授更为生动。教师应重视学生在课堂上一些非语言性暗示，如吃惊、迷惑、惊讶，并可以通过观察学生的面部表情得到有关行为含义的反馈。同样，教师在讲授过程中也会发出非语言性信号，因此，作为一名教师，明白这些信号所代表的含义是很重要的。姿势在解释概念时可以起到一定的作用，特别是与空间关系有关的概念。不停地摆弄粉笔表明注意力分散，点头则表示对某种行为的肯定。如果教师在学生在讲话时经常点头，就能鼓励学生继续讲下去，尤其是当学生很害羞或不敢讲话时。讲课时，与学生经常进行目光交流也有助于表达兴趣和信心。但要注意，眼神交流的时间不能超过10秒，否则将会引起对方紧张而影响学生参与。

教师应该承认自己不可能熟知某一学科的全部内容，这种诚实也是教师应具备的一种品质，如果教师能承认自己不足，就能改善他在学生心目中的形象。显然，如果一位教师发现自己总在说："对不起，我不知道"，他确实应好好地充实自己的知识，否则将不能胜任教师的工作。

同样，每一位教师要具备自己的授课风格，如果一位教师试图把其他教师的优点都综合起来，那么他自己所应具有的个性也就所剩无几。因此，教师要善于扬长避短，充分发挥自己的优势，形成自己的表达风格，不必按部就班，总要求自己采用与他人一样的方法，或成为某个理想的模型。当然，这并不意味着教师在讲授方法上可以忽略语言性讲述的规则，这些规则必须融合于个性框架及每个教师的自我风格之中。

（五）讲授的开始与结束

教师进入教室，在正式开始讲课之前，需要花几分钟时间检查一下教学用具的准备情况，如幻灯机、投影仪是否打在屏幕的理想位置，这一点很重要，讲课之前准备就绪有助于吸引学生上课时的注意力。

开始讲课时，没有经验的教师常会感到紧张，而一些已经有多年教学实践经验的教师同样会感受到开始阶段的紧张。这种最初的高度觉醒状态是有益的，它可以把教师的表现推向"高潮"。但是，过度紧张和焦虑状态将会影响讲授的质量。在讲授伊始对其内容做一个概括性介绍，可以激发学生的兴趣并吸引其注意力。所以，采用一种生动活泼的开场白，可引人入胜，像观看演出一样，将学生带入一个新奇的境地。如可以先询问听众以前是否接触过有关的题目，以便讲授内容更贴切于听众。把讲授计划的顺序或提纲写在黑板上也是一种很好的方法，有助于保证学生在听讲过程中跟上每一部分的进度。

讲授结束是另一个高潮。教师应当善于安排一个理想的结束时机，而不是在突然询问"大家有什么问题"之后马上结束讲授。进行结束性总结可以让学生抓住重点，也可以通过口头提问有关重点问题或采用某种形式的测验进行。此外，还可以预告下次讲授的内容，指导学生进行课前预习。

（六）保持注意力

实验资料证明，在讲授开始 10~15 分钟后，学生的注意力会很快下降，所以教师需要掌握一些能促进听讲者保持注意力的方法。例如：

（1）在讲授过程中有意识地运用视觉教材，尤其是色彩鲜明的幻灯片。

（2）采用一种以小组为单位的"信息快速传递技巧"。具体做法是：将座位邻近的 4~6 名学生划为一组，无须移动座位，只需与旁边或后面的同学用几分钟时间进行信息的快速传递，讨论有关讲授的内容，这样很快就能得到有关信息的反馈。

（3）让学生在讲授过程中有 2~3 分钟休息时间，让他们伸展放松、活动一下，有助于提高学生的注意力。

（4）在讲授的最后采用不完全填空的形式进行测验，可以增加学生对讲授内容的注意力。

此外，还要注意讲授速度也是引起学生注意力下降的一个重要因素。通常是由于紧张而使讲授速度过快，教师要有意识地进行讲授速度的训练，在正式讲授之前进行练习，并注意形成个人惯用的语言风格。

（七）维持课堂纪律

纪律在教育领域中带有权威性，纪律问题是教育领域中一个极为常见的问题。学生已经是成熟的、自主的个体，具有自我教育的能动性。护理教育对象中有相当一部分是成人。英国、美国许多教育者都发现在所有教育领域中，护理学专业的学生是最合作、顺从的学生。但这种特点也致使学生过分地依从，或者说学生缺乏向传统护理教育体系提出挑战的勇气。

也有人认为护理专业学生"难教"，一个原因是护理教师经常遇到学生上课迟到的问题，但又没有理想的办法来解决这个问题。目前，多数人主张无论学生迟到多少次，也不处罚。因为教师当众处罚迟到者，不仅得不到多数学生的支持，反而会转移学生的注意力，不符合授课的真正目的，况且教师应当想到大多数学生是准时出席的，对待迟到者的最好办法是私下里找其交流，共同寻找解决问题的办法。

另一种情况是学生在课堂上窃窃私语。这种情景常常令护理教师恼火，有些教师忍不住会指责学生"你在讲什么？！"然而，当教师知道学生多数情况下是在讨论有关讲授内容的问题，绝大多数的悄悄话不是闲聊时，情况就会好很多。事实上，学生有时不同意教师的某些见解，又没有机会表达时，只好将自己的观点讲给邻近的同学听。当然，这种做法往往会打断教师的思路。教师应该让学生知道，最好的做法是找一个合适的时机与教师讨论自己的观点。

其他违反纪律的现象是：学生在课堂上摆弄手机、吃零食、喝饮料等，教师可根据具体情况进行恰当处理。

总之，要讲好一堂课，教师除了有周密的授课计划外，课前的充分准备也很重要，并应十分熟悉授课的内容，真正做到"讲"而不是"念稿"。作为一名教师，还需要有适当的应变能力，根据学生在课堂中的反馈随时调整自己的计划，采用多种技巧，充分发挥讲授法的作用。

第二节　小组教学法

护理学专业学生一旦进入专业学习阶段，他们便成为卫生服务机构中各个部门的成员。卫生服务机构是由许多部门组成的集体，如果将医院本身看作是一个组，那么组成医院的各部门就是许多亚小组。在专业学习开始，学生根据自己在医院各部门的特殊位置进行判断，并建立许多关系，而这些关系对某些人可能将维持终身。临床实习使学生成为临床队伍的一员，在学习中，加入什么样的小组是他们学习生活中的一个重要因素。在社会心理学中，有许多关于"组"的定义。"小组"（small group）的概念并不能简单地解释为所涉及学生人数的多少，由于有些讲座或一节课可能仅有 5 ~ 6 名学生参加。此外，缩小组的规模进行教学才是小组教学法的目的。英国、美国教育家认为，对于小组在功能方面的解释要比结构方面的解释更有意义。一般强调"组"具有下述特性：共同的目标、相互依赖性、（小）组存在的共识、相互作用及有代表性的社会团体。

本节内容涉及教学中组别，尤其在小组教学法中。一个教学小组的功能强调以学生为中心，以交流思想和感情为目的，促使学生有机会同其他组成员进行相互交流，接受其他人观点的挑战，从而拓宽学生们的知识领域。

一、小组的规模与性质

（一）组的规模

组的大小会影响到组内成员间与其他组员之间面对面交流的概率和效果。如果组内成员人数达到或超过 25 人，就很难实现各组成员之间的相互交流作用。为了达到相互交流的目的，必须将组再划分为亚组。在进行教学时，组的大小尚有其他意义；组的规模越大，每个成员为组所做出的贡献会越小。例如：一个小组共有 30 名学生，进行 1 个小时的活动，每个学生可能对组内做出贡献的时间不超过 2 分钟；如果这个组仅有 10 名学生，那么每个学生可能对组内做出贡献的时间就变成最多 6 分钟。如果所有同学的贡献不同，那么很可能有些同学重复别人的工作而浪费时间，错失了锻炼其他方面能力的机会。况且，上述时间安排还不包括来自教师的灌输，教师涉及越多，学生参与的机会也就越少。

（二）组的性质

在教学小组中，明确教学组和临床治疗组的特点是很重要的。前者的基本目标是为课程学习而设置，而后者与在治疗环境下培养组内成员的能力相关。工作中，管理部门可能会把教学组成员安排成治疗角色，因此护理教师必须了解上述区别。当前英国、美国的教育中，精神病护理学科组的很多同仁已注意到二者的区别，并且重视个人成长和治疗疾病等目标。教师们需要了解教学组和治疗组并非等同，否则致使学习小组的内容偏离其主要目标。护理学是实践性很强的一门学科，因此教学组中需要锻炼临床技能操作，教师可以通过学习临床治疗组中的应用性课程来培养操作技能。因此，对指导教师而言，最合理的课程安排是结合教学目标，为临床治疗组中有经验的学生提供适当的实践机会。

二、小组教学环境

前已述及，组的规模可影响个人参与的程度及其对组的贡献大小。组的规模大小是小组教学环境的重要因素之一。除组的规模外，小组所处的物理环境、组内的心理环境同样是影响教学效果的重要因素。

（一）物理环境

众所周知，学习环境将直接影响教学效果。理想的小组学习场所应该在条件允许的情况下，尽可能使组内气氛愉快、环境舒适。如果为学生指定专门房间作为讨论室，学生们就会将民主参与及平等和愉快、舒适的环境联系在一起，这对学习者是十分有益的。另外，如何安排座位与课桌也是落实物理环境舒适的重要因素之一。有人认为，小组教学中最好的形式是使学生在没有课桌的情况下坐在一起，这样会使组内产生一种相互联系的气氛。然而，在某些情况下，学生们则希望拥有一个桌面，以便于他们记录，特别是当一个小组执行一项需要"写"的工作时更是如此。一般指导原则是：无论使用课桌与否，都必须确保包括指导教师在内的每一个成员感到舒适、便利。采用小组教学法时，通常不主张安排课桌，使所有学生围坐成圆圈；指导教师则背靠一面墙，面对组内全体学生。这种不对称的形式可以使每位学生与指导教师之间的间隔差距明显缩小，以防削弱组的学习效果。有多种座位安排方案可用于组内教学活动，常见的几种见图4-2。

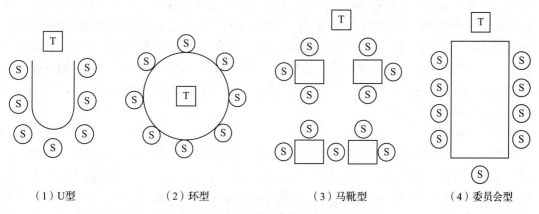

（1）U型　　　　（2）环型　　　　（3）马靴型　　　　（4）委员会型

图4-2　小组教学座次安排示意图

T. 教师；S. 学生

不同类型的座位安排方案适用于不同形式的教学活动。

1. U 型　当指导教师引导学生进行课堂讨论时，U 型座位方案是较理想的一种，因为这种座位形式不仅可使教师清楚地看到每一位学生，而且也便于学生们观看教师演示的各种示教活动，有利于学生与教师之间的信息交流与沟通。

2. 环型　无论有无课桌，环型安排方案均可使全组成员在传递信息时产生同等地位的感觉，民主气氛浓厚，有利于调动全体组员的积极性。特别是仅有椅子而无课桌时，感觉尤其亲切，即使小组人数较多，彼此之间也能产生亲密接触的感觉。

3. 马靴型　该方案要求每 3 个学生按马蹄形围着一张课桌而坐，再由这些马蹄形坐次安排成一个马靴，这种座位安排方式为将较大型的组重新划分小组提供了有效的手段。马靴型方案可确保每个学生在整个教学阶段始终都能直接面对指导教师；同时每个马蹄形小组又均可就各自题目或问题进行独立工作，马靴型安排方案还具有节约空间的优点，在不能围成大圆圈时尤其适用。

4. 委员会型　此方案是使小组成员围绕中心的大型桌面就坐，这种形式最适合人数较少的工作组或社团进行极为正式的讨论时使用。在委员会型安排座位方案中，尽管每个成员均可与组内其他成员进行目光接触，便于扩大交流，但桌子的形状及成员与桌子的相对位置可显示成员不同的角色或地位，因此须根据相互间反应的需求作适当变换。当人们进行相互交流时，一般倾向于与坐在对称轴对侧面的人进行交流，这种交流倾向在长方形桌面比圆形桌面安排要明显得多。桌子形状不同，其功能差异很大。一个长方形桌面有边角，坐在两端位置的学生似乎对讨论的贡献要少一些。长方形桌面的两端会很自然地被当作"头"，坐在这个位置上的成员往往被看作领导者或主席。与长方形桌面不同，圆形桌面就不会产生这种自然的权力性位置。

一般来说，学生们在各种课程中都愿意坐在某一习惯的位置上，一旦发现自己的习惯性位置被变动，便会感到不习惯甚至不愉快；一位细心且有经验的教师发现，当学生先于教师进入教室，他们会将教师安排的位置恢复到原来的摆法。这就是学生在座次方面所表达的感情色彩，也是一种动力定型作用，指导教师必须充分重视。在重新安排座次之前，教师适当地解释重新调整座位的原因，使学生能接受新的座位方案，从而鼓励学生积极做贡献。教师要避免事先不做任何解释而重新变动小组座位的做法，否则将引起不必要的烦恼。因为各种年龄的学生都十分在意自己的座位安排、对任何不如意的变动都会表现得十分敏感。教育学家认为，在行动之前同学生商讨，学生一般能够接受座位变动。如果通过事先工作学生仍对新的座位方案持抵触态度，明智的做法是维持原来的坐法，但在课前应充分调动小组成员的积极性，促进学生间的相互交流，从而鼓励自然配对和运转，并为后续课程夯实基础。

（二）心理环境

除学习的环境条件外，学习者的心理环境也是影响教学效果的重要因素。在这一方面，促进小组教学成功的最重要因素是组内成员间的相互信赖。在护理教育中，小组成员经过一段时间相处后可共同完成任务。工作中，关键在于指导教师要给小组时间和机会来培养组内成员的关系和信赖感，避免过急或过早地布置工作任务。指定工作任务之前，为了避免个人冲突、竞争和提高整个小组效率，指导教师要花费时间加强小组成员间的凝聚力。然而在以教师为中心的教育体系中，尽管在全学年一组成员都定期地集聚，但却叫不出组内其他成员的名字。事实上，有多种方式和技巧可促使小组成员之间彼此认识，相互交流。现将常用技巧列举如下：

1. 配对练习　为实现组内最大限度的相互作用，可以采用配对练习，即要求组员尽可能地选择一些原先他们并不认识或熟悉的人，以成对的形式进行连续交流。在活动过程中，由每个成员花 2 分钟时间作自我介绍，待两人沟通、认识后，再要求他们分别以同样方式去发展与另一成员的相互关系，交流信息，共同分享各自在原配对组员关系发展中所得到的帮助和启迪，持续这种配对练习，直至每个人分别与全组成员均进行过接触为止。彼此间陈述的内容可以是"我关于小组工作的体会""我在目前工作中存在的问题"等。

2. 滚雪球　与配对练习时的原则一样，要求组员选择彼此十分不了解的成员配对。在练习过程中，每个组员花 2 分钟时间陈述自己的观点，具体内容可以是关于当前护理专业领域有影响的主要论点。配对交流后，每对组员再加入另一对组员中，通过两对组员之间沟通信息相互融合、改进，丰富认知。然后每 4 人一组再汇集到另外 4 人组中去，进一步讨论有关论点。这种过程使组的大小成倍扩大，犹如滚雪球，直至全组成员汇聚在一起为止，故称滚雪球（snowballing）方式。

3. 模仿表演　特点是两位学生按照喜好，选择文学作品、剧本、电影或电视中的人物，进行表演选择的片段。表演者向全组解释选择的理由，并在 2 分钟内完成上述模拟表演。该技巧虽与交流学习关系不大，但促进小组成员间相互认识。此外，通过组内的体育活动或游戏等达到彼此之间熟悉的目的。总之，教师们必须熟悉各种人际交往技巧，运用这些技巧促成组员间建立相互信赖的关系。当小组成员间彼此熟悉、相互信任时，即使学生的某些建议可能是错误的，他们也不至于因担心被讥笑而甘于沉默，在这种充满信赖和无拘束的情况下，学生们都能积极地为集体做出贡献。事实上，有些建议乍听起来似乎可笑，但却独具匠心，极富创造性。学生们可从这些创造性的建议中得到启发，从而引导小组迈入新的阶段。如果一个小组具有相互信任的氛围，那么每个成员都会因拥有心理安全感而更加集中其全部精力于学习之中，而不是为抵御小组内其他成员的攻击，耗费精力和时间去构筑防御系统。还有一种发展相互信任的重要方式，就是在每一部分课程结束时提供 5 分钟时间，让组员们讨论小组执行情况，进行小组自我评价。

三、小组的基本过程

掌握小组的基本过程，有助于护理学专业教师理解教学小组内部发生的各种事件。在各类人群中，存在一些被称为社会角色的社会职务。比如，家庭中有称为父、母的角色，而护理教育中有教师和学生角色。每个人的一生中都会扮演很多角色，其中，有些角色是属于兼职的。例如一名护理专业学生，她可能同时又是一个女儿、妻子和母亲。另一些角色则是先后连续的，如先是儿童，随后是青少年，进而是成人到老年人。区分社会中的归属角色与塑造角色十分必要。前者如果没有或不经历艰难的工作过程是不可能转变的，例如性别、社会地位；而后者通过个人努力是可以实现的，例如成为一个丈夫、工程师。第一角色或基本角色是人们一直在扮演的，例如性角色、社会阶层角色；而第二角色则与经济、知识及职业性质有关；第三角色是在特殊场合下的一种偶然角色，例如抢险救灾总指挥、巡回医疗队队长。在教学小组内，角色一般被区分为领导人、代理人、评论家和演员等类似的角色。

任何集体都有一定的准则，组亦然。组的准则为对小组成员的要求、期待的行为及信念。准则有的含蓄，有的明确。含蓄的或隐蔽的准则多指信念方面，明确的准则是一些正式明确的行为角色，然而学术界对此尚存在争论，有些发生变化，因此明确与含蓄并非是一成不变的。例如，在护理实践中，有些关于方式或形式方面的明确准则，在目前其统一性正在被打破，而显示出越来越大的灵活性。准则是全组的规则，适用于组内全体成员，执行时不应采用双重或多重标准。规则与准则均可被看作外在的或者自然发生的。外在的规则产生于组外，例如，护理学院中新的护理教育指导者的规定就是外在的规则。自然发生的规则往往产生于组内，如选择一名主席，有时也产生于组外，例如护理教师指导一个小组而制定的规则。也就是说，组本身可以发展行为规范，而这些规范常常成为小组规则。在回顾小组活动过程时会发现以下现象。

1. 组的顺应性 顺从小组观点的现象称为组的顺应性。近年来，这一规律受到广泛重视，被认为是小组过程中不可忽视的因素。有人通过视力幻觉测试时发生的自动力学效应来研究组的顺应性。研究人员要求组员在两种试验条件下判断黑暗中光点的运动量；先让一组组员做独立判断，然后再汇合做集体判断；另一组成员则按相反方式进行，即首先由一个组做出判断，然后再单独进行判断。在两种实验条件下，所属个体的判断均受到小组活动量法则的影响。还有人采用另一个试验来研究组的顺应性，具体做法是：组员们坐在屏幕前观看屏幕上的显示，待将三条线与一条标准线进行比较后，要求他们大声说出哪条线与标准线一样长。结果发现，这些组员中只有一人能真实地提出自己的看法，其余组员均表现为随声附和，顺从实验者的提示给出了错误的判断。根据几次实验结果统计，大约有1/3组员由于忽视了他们自己眼睛所观察的证据，而顺从了组的判断结果。以上两个实验研究结果证明，组的压力是顺从性的强有力因素。当然，后一个实验处理的是物理判断，而在正常社会交往中的相互作用往往会涉及更多的社会判断，其中还存在有主观判断标准。

为什么组内成员要与组内多数人的判断结果相顺应？普遍的解释是，如果组员违背了组的法则，他们会担心由于自己的意见或见解与组的意见相悖，就会遭受到组内成员的反对；而若顺应组的决定，就可能受到赞许或夸奖。也有人对此提出异议，由于有时少数人的论点或见解也可以影响组内的多数人意见，致使少数派、多数派位置发生转化。事实上，每个个体都希望自己与组内大多数人有所区别。如果个体在组的活动过程能提出有价值的新见解，并以此影响集体内部多数派的认识及观点，那么这种转化就是一种革新或变革。这种变革可推动整体进步，应该受到赞赏及高度评价。

2. 危险转移 与全组做决定相关的现象除顺应性外，还有危险转移。日常生活中发现，当一个组面临危险时，必须采取措施做出决定时常有一种倾向，即由组做出决定比个人决定的冒险性更大，个人行动时会更慎重。这种现象可借助责任散射来部分解释。在责任散射中，个体失败是通过集体来承担的，从而减少或丧失个人的责任感。有人曾研究过责任散射现象：在观察室旁制造紧急情况的环境，每个应试者单独或与某些人坐在观察室内，然后测定每个应试者对这种紧急情况做出反应的时间。在该实验中有4种情况：个体单独、与一个朋友、与一个陌生人、与另一个实验者在一起。实验结果显示，每一位个体在单独时要比有其他人在场时提出的反应措施多得多，应激时间短得多。在上述现象中，干预的责任感在两个人之间弥散。如果成员更多，则弥散程度更大，这就产生抑制社会行为的效应。责任散射被解释为所谓的社会闲逛现象。在一个组的群体中，个体成员对集体的单独贡献可能会减少，尤其在类似拍手、鼓掌或共推一辆小轿车，个人贡献难以被检测或觉察时更是如此。

3. 观众效应和协力效应　上面引用责任散射及社会闲逛现象，是对组内发生消极因素的一种解释。小组活动方式对个体作用的发挥可起抑制作用，也可起强化作用，不能一概而论，究竟发生何种作用，需视具体工作性质而定。例如，在有、无观众的情况下，个人演奏的效果是不同的，这被称为观众效应；当一个人与其他人同时演奏时，所发生的效应称为协力效应。协力效应在运动学中有很多例证，教练员帮助运动员完成运动训练计划就是典型的例子之一。社会任务的复杂性是决定社会强化的重要因素，当从事简单任务时，其他人的存在对执行任务的速度和准确性具有强化效应，但在从事复杂任务时，却因责任散射等原因而起弱化作用。

四、组内交流和相互作用

组内交流和相互作用有两种不同类型的方法：一种是实验性方法，即在控制条件下观察组内的交流方式；另一种是非实验性方法，即在通常条件下观察组内自然发生的交流形式。实验性研究方法涉及执行同一任务的少数成员，他们各自具有为成功完成工作必要的信息，而后将所有的信息排列组合，从中寻找最佳答案——看哪一种交流方式使任务完成得更顺利。常见的 4 种不同组内交流形式如图 4-3 所示。从图中看出，任一特殊个体要想与组内其余成员进行交流，必须从头走到尾。例如，在链式交流中，主题成员 1 号与 5 号交流，就必须通过中间 3 个人，分程传达他的信息。在环式交流中，主题成员 1 号与个体 2 号及 5 号直接沟通；在"Y"式和车轮式交流中，3 号个体占据核心位置，故被认为是一个领导者。"Y"式及车轮式解决问题速度较快，但由于真正重要的角色大部分由 3 号个体执行，因此外围成员的成就感要比环式中的个体少得多。上述实验中提出的几种模式是基于特殊目的而建立的，还有些研究者观察自然状态下组的相互间作用。

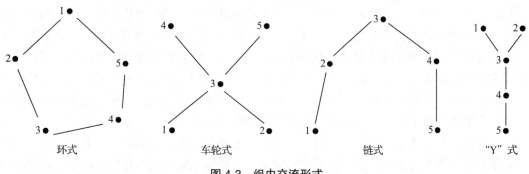

图 4-3　组内交流形式

通常情况下，小组的产生和发展需经历成型、冲突、规范、执行和联系等过程。成型指将个体委托给组，成为组的成员；冲突指组内矛盾冲突的阶段；冲突阶段之后是规范，该阶段的特点是相互作用与和睦关系的建立；执行阶段是为实现组的目标而经历的过程；最后的联系阶段，在于发展与其他组进行交流的各种体系。

五、教学小组的目的与目标

小组教学的目的及目标主要涉及如下 4 个关键性范畴。

（一）智力范畴

智力范畴主要指对知识的回忆和认知，例如对某些专业术语的解释。解决问题、针对某一问题举办的重要讲座、评论及逻辑性思维、检验假说、理论应用于实践等，均属本范畴内容。

（二）情感范畴

情感范畴指个体对某种现象的敏感性、洞察力以及受到某种现象的刺激而引起的反应。例如个人自信心的发展、对模棱两可情况的容忍性、有关动机、态度变化。

（三）社会范畴

社会范畴指社会地位、群体关系等内容，例如个人在群体中的地位、集体的凝聚力、服从的能力、对不同观点的保留性、独立性、融洽的师生关系。

（四）表达范畴

表达范畴指培养表达能力和简洁表达论点、学习公众交谈技巧、着手进行讨论的能力等。采用小组教学，不仅交流学习、发展社会技能，而且树立、发展在他人面前表达的自信心。在护理实践中，这些社会技巧属于专业的重要功能，通过运用这些技巧，使小组做出有意义的贡献。

六、指导教师的角色功能

在小组教学中，指导教师承担多种角色。比如，他是领导者，对小组指导工作承担主要责任，或者采取不同的方式给予不同程度的干预；他也是促进者、知识的资源者或小组的训练者等。事实上，在小组开展工作时，指导教师可以将整组留下，而自己离开小组回到办公室做自己的事。但务必使学生感觉到，只要他们需要，随时可以找到教师并及时得到指导。如果指导教师决定留在组内与学生们共同参与，那么牢记这一点：由于指导教师是权威机构授予的，对学生而言这是一个很难逾越的障碍。即使指导教师已有明确的角色地位，例如他仅仅作为一个促进者在参与组内的活动，但他仍然会被当作一个领导者。所以，这种做法有相当大的局限性，不利于学生的自我发挥。在小组教学活动中，使指导教师经常感到焦虑的是，由于自己的存在而限制了组内思想及观点的自由交流，通常会出现学生反应少或不热烈的情况。作为教师，必须懂得即使自己是组的领导，他也应该相信这个集体在很大程度上能控制、掌握、支配自己组内的讨论。

如果由教师领导学习组的学习活动，他应尽力避免评论组内成员，从而使小组产生活力；如必须针对某一学生的论点发表评述意见，应特别注意方式与技巧的运用。否则，组员们可能在发表自己观点时感到窘迫或有压力，表现为犹豫不决或吞吞吐吐。在决定采用小组教学形式时，指导教师应组织、制订周全的计划，否则就可能出现许多不能令人满意的局面。亚小组是非正式的组织，但这并不意味着小组的指导活动可以在毫无约束的方式下进行。在亚小组教学活动中，学习者对于自己是否达到了预定目标，执行角色功能的成功与否都是非常敏感的。指导教师要向全组强调，所有成员均应做出贡献，尤其注意激发组内不太活跃成员的参与意识，鼓励、调动他们的积极性。指导教师必须了解学生们参与活动的设想，假如这种设想未获成功，教师应对设想的实施提供帮助。此外，教师应充分利用自己的观察能力，格外留意学生的非语言性的暗示及沟通，及时对学习者的感觉提供反馈信息，发现诸如退却、支配、寻找同情、支持等行为。

在进行小组教学时，指导教师可选择下述几种方式来指导教学活动：

1. 命令式 在这种方式中，指导教师被看作权威，由他告诉学生什么内容最重要，并通过提问的方式检验学生是否已经理解了他的观点。在这种形式的指导中，毫无争论和讨论的余地，指导教师的观点就是唯一正确的观点。

2. 苏格拉底式 这是一种古老的、完全依赖问答技巧的方式，又称师生对话式，即由指导教师提问、学生回答的一种传统方式。指导教师的提问并非随意进行，而是以学生们现有的知识为基础，进行启发、诱导式设疑，每次提问所涉及的内容应对下一个问题起到引导作用。当学生不知如何回答时，指导教师通过提供信息对其进行提示。这种技巧实际上是针对单个学生进行的。不过，多数教师在采用小组教学时，也都乐于采用这种方式，只不过问题的答案应该是由全体组员而非某个人提供。

3. 启发式 适用于教师与学生拥有共有的知识领域，并承认参加者双方有一些其他不足的知识领域。这种方式能促使学生发现信息。

4. 协商式 这种方式的焦点集中于学生对所学知识的感受，学生与指导教师之间的相互沟通，目的是使学生理解他们的行为。这种方式是通过反思问题及其他协商技巧来实现的。

七、教学小组的主要类型

在小组教学法中，目前尚难对教学小组进行准确分类。按照小组功能进行分类，常见的类型如下。

（一）辅导小组

辅导小组是护理学专业教学中最为普遍的小组类型。它可以由指导教师与学生一对一，或由 1 名指导教师与 3 名或 4 名学生组成有控制的讨论组；辅导小组也可以是有指导的讨论会。讨论组的目的在很大程度上取决于辅导者的论题。一对一的辅导通常适用于学生个体的发展，常常针对学生的某一领域讨论。指导教师与 3~4 名学生进行讨论，也可促进学生的个人发展。与一对一的讨论相比，后一种方式有可能会限制某些人的发言。辅导小组也代表由指导教师负责的学生集体，这种集体具有多种不同的目的。

（二）学术讨论组

学术讨论组主要与学术活动相联系，一般由小组成员阅读短文或论文，继而由全组学生就该论题进行讨论。指导教师可以作为小组讨论的领导人，也可以委任小组成员担任小组领导。在有关护理学专业讨论中，常用的策略是先由一个学习者分享出一篇与护理学某领域有关的论文，然后小组讨论。为了实现连续性评估的目的，学生事先分配好工作形成学术报告，这种有准备、有目的的做法是高质量学术研讨会的重要保证。

（三）指导讨论组

在这种形式的讨论中，教师承担领导责任，在讲课时，由教师提出一个明确的论点或概念作为讨论组讨论的目的，并在讨论过程中发展这个概念。这样做可以给教师一个反馈的信息——究竟学生对讲课内容理解了多少，并使教师有机会结合有关论点、重点及难点向学习者作进一步的解释。指导性讨论通常是在临床工作人员讲座后惯于采用的一种手段，针对学生容易误解的一些内容进行有意识的诱导、启发。

（四）自由讨论组

与指导讨论组相反，自由讨论组的讨论是在组内成员自我控制下进行的，讨论题目及方向由学生集体决定，教师仅作为一个旁观者及资料员存在。在这种形式的讨论中，学习者对自己的学习任务负责，因此这是一种发展学生自主性的有效方法。此外，学生自己拟定讨论题目有助于激发全组的学习热情。

（五）议题讨论组

以某一论点或题目为中心进行的教学活动小组为议题讨论组。通常，议题答案尚存在争议，或引起争议的内容。比如，在某一议题尚无明确答案的情况下，可以为焦点展开讨论。类似"护理学是一门独立的学科吗？""护理学专业是否应发展较高等的教育？"等论题讨论会，既可为持怀疑态度的学生提供发表观点和改变态度的机会，又可为个别学生表达自己的信念和价值观提供舞台，还为学生们充分争论提供机会。

（六）解答问题组

在这种形式的小组讨论中，指导教师向学习者提出一些需要解决的问题，并向学习者提供一些信息，学习者可以通过这些信息找到问题的答案。所提出的问题有的只含有一个正确答案，有的则含有几个正确答案，学习者须从中找出一个最佳答案。在小组讨论中，解答问题的步骤分为以下8个阶段。

（1）解释问题。

（2）限定问题、确定范畴。

（3）收集证据与事实，分析问题。

（4）确定各种答案的标准条件。

（5）提出可能的建议性答案。

（6）按标准检查答案。

（7）执行这个答案。

（8）评价答案，给予评分。

解答问题组的主要目的是培养、激发学习者的评判性思维。解答问题组的一般策略为先介绍患者的详细病史，随后提出与护理或医疗有关的问题。要求学习者明确问题，并提出护理计划与措施。在给护理专业学生上课时，许多护理教师都有使用解答问题途径的经验：对一般性的题目，不要给学习者提示，而是提供2份病例，一份病例于讲课前3周发给学生，另一份病例于讲课后3周发给学生。问题解答组就有关的问题着手准备，其间要求学习者自学病例内容相关的知识。运用解答问题组方法促进评判性思维，这是一种启发式的教学法。问题的答案是由解答问题组提供的，且经历解决问题的系统过程，学生在上课期间不再是被动获得知识。

（七）课题组

课题组是为了进行有目的的实验而组成的研究单位，学生们的教育需求和兴趣决定了课题组的活动宗旨和规划。该教学方法的主要特点是：学习者与确定课题宗旨及规划密切相关，并参与实验过程。课题计划可以由少数学生完成，但大多数情况由约 6 人组成的小组来承担。主要题目可由教师提出建议，也可由学习者自己确定、设计。无论何种情况，教师必须保证课程计划目标明确，以致学习者能明确练习的目的，不会质疑。课题组承担的各种目标应能反映小组间的协作能力，收集信息、发展自信以及其他多方面的能力。课题组教学方法在护理学专业学校中应用相当普遍。为取得课题组方法的成功，指导教师必须激励学生深入课题内容的相关领域，才能发现趣味性，并克服脱离实际、单凭个人努力和主观想象的弊端。应用课题组教学方法有许多好处，例如，激发学习者的兴趣；充分发挥人才和学习者的独立性；使学习者充分发挥识别问题、分析问题和解决问题的能力及使用技巧。这种方法也有不足之处，最突出的就是完成课题计划耗时多，对学习者的成绩也难以客观评价。近期研究证明，其在较高层次教育中具有重要价值。

首次计划使用课题组方法时，护理学专业的教师精心组织训练，根据学习者的知识水平提出适合科目领域。小组可以由教师分配组合，也可以由学习者根据个人专业特点进行选择。后者的益处是可使学习者与其朋友们一起工作和学习，从而增加学习热情，并鼓励他们为获得成功多做贡献。正如前述，教师要澄清课题目标，才能调动全组的热情和协作精神。同样重要的是，为完成工作保证充分的时间。为保证及时完成工作，选择恰当的课题领域是十分关键的。在进行阶段性工作时，要牢牢树立时间观念。当各组确立课题后，他们要确定研究目的和研究方法。课题组方法的原则是教师不要规定实现目标的具体方法，否则有可能限制学生们的独立性和学习热情的发挥。

课题报告的提交形式应由学习者决定，或者教师就课题报告是全组还是个人递交与学生们进行协商，而后以书面形式提交给教师。多数护理教师倾向于全组报告，因为这是学习者工作的成果，报告过程可以使他们获得成就感。在全组报告时，如果有特殊嘉宾出席，学生们会被激励。

评估课题组的工作常因工作题目不同而出现许多困难，但仍有可能发展出比较客观的评估计划。结合我国护理教育现状及国情，参考原北京医科大学护理学专业本科生专题设计与实施的经验，建议从下述几个方面对课题实施情况进行评估。

1. 创造性 通过课题的研究目标、研究内容、拟解决的关键性问题，应体现课题的新意与独特之处，即创造性。

2. 可行性 指研究方法和技术路线切实可行。

3. 真实性 计划及实施过程真实、可靠。

4. 合理性 数据和资料处理过程应合理。

5. 科学性 设计严密，资料完整，结论正确，符合现行理论。

6. 逻辑性 书面报告及口头表达具有逻辑推理。

7. 知识性 课题工作涉及的知识领域、基本概念等。

8. 实用性 应用护理理论于实践，即理论与实践相统一，并具有推广意义。

9. **深刻性** 掌握国内外进展动态，引用参考文献资料情况，体现了知识的广泛性和深刻性。

10. **灵活性** 答辩时，语言清楚，表达生动，具有相当的应答能力。

课题组的实施为学习者提供钻研知识的机会，学生们为寻求资源、财力、智谋而面临种种挑战，在解决问题和做出决定的技巧方面使学习者获得了经验，对改变护士角色以及扩展角色功能都能起到极为重要的作用。

八、小组教学存在的共同问题及对策

教师们发现，在小组教学活动中会产生一些问题，需要灵活应对。一般的处理原则是问题一旦出现，就立即提出相应的解决办法，偶尔也有必要在课后与小组个别成员交流个人见解。

归纳小组教学法存在的共同问题如下：

（1）全组成员同时发言是最常见的问题，一起发言会出现混乱局面，使教学工作难以继续进行。如遇到这种情况，要求教师克制自己的急躁情绪，耐心、友善地引导，尽快恢复课堂的正常秩序。在维持秩序的同时，有时插入幽默的语言，有利于保持非正式的气氛。教师敏锐洞察，及时找到、分析原因，有助于控制局面。

（2）在一个组内出现个别活跃学生，他（她）几乎可包揽全组的课堂活动。对此，很重要的一点是不要压制他（她），不可打击其积极性，致其丧失动力。压制的做法也可能会减少或削弱其他学生回答的热情，使学习者受到伤害，并引起不满。最好的解决办法是有礼貌地提醒对方：其他组员也需要有机会表达自己的观点、发表自己的见解，希望他（她）也应该想到这一点，留点机会给别人参与。

类似的问题，有的学生可能通过对话牵制教师，而将组内其他成员排除在外，特别是当一个学生希望显示自己的知识或经验时。同样，这时需要教师敏锐地发现这一趋势的苗头并掌握形势；如果已经出现个别学生左右形势、冷落大多数人的局面，教师需采取一种特殊的策略，谨慎而巧妙地打破这种局面。为转变这种形势，教师可策略地转向与同组内其他成员进行对话，例如，指导教师可以说："关于这个问题，某某提出很有趣的观点，这里还有谁愿意发表一下个人的见解？"或说："谁愿意回答这个问题？"

（3）组内的讨论相当激烈，有时出现争执的场面，尤其是当讨论诸如基因治疗、克隆技术、人工流产等伦理道德的问题时。然而，并不应一概地反对争论，有结果的争论对实现学习目标是很有效的。教师有必要向全组成员强调：不一致是十分正常的现象。提出不一致的意见或论点应该是组内部分成员对问题的见解，而不是单独某一个人的观点。当然，每个学生都应该受到尊重，他（她）的观点可以与众不同，也可以受到挑战。

（4）教师可能会面临一个组员的感情爆发，最富戏剧性的一种行动是学生愤然离小组而去。这种情况多属偶然，但令人头痛，把握、处理好这种尴尬局面是很难的。教育专家认为指导教师效仿学生的做法，像他（她）那样激动地跟出去是最糟糕的做法。恰恰相反，有经验的教师应该留在组内进行疏导，帮助大家认识愤然离组而去只是个人焦虑和气愤行为的反应，并不是什么大不了的事情。以全组利益为重，指导教师能更好地安排小组讨论此次事件是更为重要的。例如，事先计划好安排哪个学生做中心发言，以这种方法诱

导多数学生认识正确的行为。应该强调的是，当遇到压力时，每个学生都有权利这样做，但指导教师不能忽视这种行为对其他成员的影响，可以在下次活动中请涉及偶发事件的学生在会上陈述自己当时的感受，将此偶发事件转变为积极事件，使之成为大家的一种学习经验。

（5）在小组教学活动中学生不愿参与是常见的共同问题之一。当然，每个人都"有权保持沉默"，但这并不适用于一个教育小组的整体目标。学生在为集体做出贡献的自信心方面存在不同程度的差异，教师应该分析原因，包括个人的性格、知识的缺乏，个人价值观不同或准备不充分。另外，指导教师的不民主作风也可能对学生造成约束。如果小组内气氛缺乏心理安全感，学生就不会勇于承担风险、积极参与讨论，并努力为组内活动作贡献。至少，学生会因为怕挨批评、被人讥笑等而感到羞怯、压抑，或产生某种不适的感觉。

学生们的背景和经验也会影响他们为集体讨论做贡献的愿望。比如，东西方文化就存在巨大差异；在某种文化中，教师大多数被看作不容置疑的专家，而且这种观点很难被克服。在儿童时期，曾被学校教师羞辱过的经历可能会成为某个学生生活中的创伤，使学生永远铭记在心，再也不愿置于那种受羞辱的处境。尽管某些因素可能不易发生变化或被改造，但仍需指导教师做大量的工作，以确保组内成员都感受到自身价值的存在并受到尊重。教师可以采用礼貌的提问方式邀请学生讨论。这种方法适用于学生们一般不会答错，又必须依赖学生回答的情况。同时，对沉默的学生提供帮助，促使他们树立对公共事物的信心。具体方法是从配对开始，逐渐扩大人数至组成大的团体，使他们逐步按系统计划进行相互之间的交流。

九、增进教学效果的措施

为了保证小组教学的活动质量，教师应考虑以下各种因素：

1. 周密计划　教师应该有周密的计划，以帮助明确小组活动的目标、最后报告的提交形式（书面报告，推选代表口头报告等）、每个组员应承担的任务，以便小组成员做好准备。

2. 时间限制　要使小组成员明确可利用的时间，以免出现失控情况。

3. 小组规模　通常以5~6位学生最合适，也可依据需要分组，目的是让每个人都参与。

4. 明确教师角色　在小组教学活动中，教师有各种角色，包括：①全面放手。学生做任何活动，教师均不参与。②支持者。教师向学生说明，在有问题时举手，教师可以提供帮助，参与多少由教师自己权衡，不能放任，也不能包办，否则影响学生的参与度。③观察者。教师以观察员身份参与，或少量参与工作，而把主要精力放在观察小组活动情况上。

一般资料表明，在学生具有一定知识背景的情况下，教师最好不参与，并确信学生有能力自己解决问题。教师只需根据小组工作目的决定提供帮助的方式。

5. 合理分组　分组的形式很多，按不同目的进行人员组合，如随机分组、按顺序分组、按专业分组、按地区分组、自由结合或有意识地将内向型与外向型学生分开或以搭配方式进行分组，但小组人数需加以控制。

在活动开始阶段，可采用自由结合方式分组，有利于缓解彼此的陌生感和紧张气氛。组员间由不熟悉到熟悉的过程，搭配分组可达到取长补短的目的。当空间和时间有限时，可以采取前后排一组的形式，既省时间，又省空间。

6. 及时小结　应重点强调讨论的结果，在进行汇报后及时小结、加深印象有助于促进学习。

第三节　以问题为基础的教学法

以问题为基础的教学法（problem-based learning，PBL）是美国神经病学教授巴罗斯（H. S. Barrows）于1969年在加拿大的麦克马斯特（McMaster）大学创立的，目前被认为是一种能较好地促进学生评判性思维的教学方法。该方法的特点是，强调以学生为主体，并以促进学生的自学动机、提高学生自己解决问题的能力为教学目标。当今许多国际著名大学普遍采用以问题为基础的教学法，例如美国的哈佛大学、斯坦福大学、布朗大学，英国的曼彻斯特大学和澳大利亚的纽卡斯尔大学。1983年春季，在荷兰举行的第一届PBL国际研讨会对以问题为基础的教学法在教育改革中起到的积极作用予以充分肯定。美国医学院协会1988年的统计数字显示，已有76%的美国和加拿大的医学院校在教学过程中采用了以问题为基础的教学法。实践证明，以问题为基础的教学法可以更好地培养学生的评判性思维，从而提高学生分析问题和解决问题的能力。当前，如何正确开展以问题为基础的教学法已成为教育改革的热点问题之一。

一、以问题为基础的教学法的产生与发展

美国现代医学模式确定于1910年，被称为美国医学教育史上的一个里程碑。弗莱克斯纳（A. Flexner）的著名报告确定了美国传统医学的教育模式，并被一直沿用至今。在20世纪60年代末至70年代初期，一批新建的医学院校掀起了教育改革浪潮，为此美国的医学教育界发生了巨大的变化。1968年，密歇根州立大学医学院创立了"焦点问题学习"（focal problem learning），用以部分地替代传统的学科基础课程。1969年，巴罗斯教授在加拿大的麦克马斯特大学进行教学改革，试行PBL。不久，密歇根州立大学医学院开设了两个不同课程的轨道：第一轨道（track Ⅰ）为传统讲授课程；第二轨道（track Ⅱ）则是完全的问题学习课程。此后，美国及其他一些国家的医学院校也纷纷将以问题为基础的教学法作为临床教学的一个重要方法。

传统的教学方法注重培养学生熟练记忆各个专业的知识点，毕业生可能缺乏独立的工作能力，有时不能很好地解决工作中遇到的问题。与传统的教学方法相比，PBL正是针对传统教学方法单纯注重知识传授，忽略学生各种技能培养的弊端，顺应教学改革潮流而发展起来的一种新的教学方法。其改革的内容包括改变由教师单纯课堂讲授的教学活动，打破学科界限，围绕患者的疾病问题编制综合课程；以学生为中心、教师为引导进行小组教学，要求学生到临床见习，去社区访问。实现基础学科以临床问题为定向的课程安排，在教学计划中大幅度增加学生的自学和讨论时间。这些重大的教学改革措施引起了医学教育

界的高度关注，20世纪70年代后，以问题为基础的教学法在北美得以广泛发展。

二、以问题为基础的教学法的操作过程

（一）教育目标

1. 讲述知识　临床PBL强调将基础课程的知识应用于临床领域，学生首先明确疾病涉及的临床问题，然后自学与问题相关的基础课程知识，并把自学到的基础课程知识应用于临床实践中。

2. 发展临床推理技巧　PBL促使学生在解决问题的过程中不断地进行思考、分析、推理和临床诊断，从而培养学生的临床逻辑推理技巧。

3. 发展有效的自主学习技能　PBL教学法的教学过程以学生自学和讨论为主，教师的作用是引导学习，学生在教学过程中自主学习的能力得到有效的发挥。

4. 提高学习者的学习动机　学生的学习过程是为了解决问题，PBL的教学过程使学习充满了挑战性，激发了学习者的学习兴趣，从而提高了学习者的学习动机。

（二）教学模式

实施PBL是一种新的教学过程，学生以小组为单位进行学习。在进行以问题为基础的教学法时，首先明确学生需要掌握的问题，并向学生提供经过设计的问题。问题来自实践并适用于某一教育目的。每个问题都是由导师组认真讨论后形成的，有明确的学习目标。这些学习问题组成以问题为基础的教学法的学习大纲。学生的任务是讨论这些问题，并对描述的现象做出合理的解释。学生以小组为单位进行学习，每组学生以8～15人为宜，组员人数过多难以组织，过少又不利于开展小组讨论。

确定和设计学习的问题是PBL教学的主要任务，在美国，有几种不同形式的以问题为基础的教学模式，其中，以密歇根州立大学医学院设计的第二轨道课程具有一定的代表性。以问题为基础的教学法中的问题有以下几个特点：

（1）以临床问题作为学习的主要内容。

（2）每一个问题都能促使学生应用相关的综合知识。

（3）所设计的问题都能培养学生分析问题和解决问题的能力。

（4）学生在自学的基础上以小组的方式去解决问题。

（5）学习的过程体现以学生为中心，教师起指导作用。

（6）对学生的评价以个体评价方式进行，学生参与评价过程。

（7）经常对学生进行综合性考试，以确定学生是否掌握了基本的概念和原理。

（三）教学步骤

1. 明确学习问题　学生以学习大纲为框架，明确学习问题。围绕每个焦点问题提供2～3个临床案例。案例中穿插有"停止并考虑问题"的插入提问，以此引导学生思考问题、解释数据或学习有关的概念。以护理学专业教育为例，提供学生临床护理或社区护理的病例。在病例中将患者视为整体的人，不仅提供患者的有关病情资料，还提供患者的心理、社会、文化、经济和家庭情况。与传统的教学法相反，学生在没有学习某一疾病的有关知识之前，就接触了患者的问题。表面上看是学习过程的颠倒，然而，"问题"本身对学生却是一个挑战，促使学生成为学习的主动者，从而促进学生的评判性思维能力。以护理专业

人员为例，护理人员在临床或社区场景中将会面对许多问题，书本上往往没有解决问题的现成答案，因此，他们不可能在遇到问题之前就已经掌握所有解决问题的知识及技巧，以问题为基础的教学法则鼓励学生去探索、创新，这种能力对护理人员的一生都十分重要。

2. 学生的自学过程 学生接触到问题，开始自学。学生明确学习问题后，必然会急于寻找问题的答案，自学的目的在于满足学生对知识的渴求。此时，学习大纲发挥很大的作用，学习大纲用于指导学生自学，其内容包括各基础学科的主要概念、涉及解决问题所必须掌握的知识、参考书、文献目录及其他教学参考资料。同时鼓励学生应用图书馆和其他学习资源，例如模型、标本、显微切片、X 线片及网络资源，必要时还可以应用电影和教学录像片。

3. 小组讨论 学生在小组讨论时，将自学的内容和信息与小组其他成员分享，相互补充，最终得到满意的答案。教师或导师在整个辅导过程中的作用不是给学生提供现成答案，也不是回答学生的提问，而是启发学生思考，引导学生提出问题，控制学生的讨论时间，指导学生如何去查找有关问题的答案。同时，教师要记录学生的表现，以便明确不同学生的弱点并给予相应的指导。最后，教师根据学习目标对学生做出评价。

三、以问题为基础的教学法在护理教育中的应用

（一）积极意义

在充分讨论了以问题为基础的教学法的特点后，其在护理学专业教育中的作用已经不言而喻了。护理学专业教师应该合理应用以问题为基础的教学法，使其发挥最佳的教育效果。

1. 促进培养学生的自学能力 继续教育和终身教育是护理学专业教育领域的新观念，护理学专业教师必须明确学生不可能在学校里学会在今后工作中需要的全部知识与技能，且学生的知识还需不断地巩固和更新。因此，护理学专业学生具备一定的自学能力显得十分重要。以问题为基础的教学法能激励学生为了寻求解决问题的答案，而认真地查阅文献，收集信息，并分析、综合相关资料及进行逻辑推理。在这个学习过程中，他们的自学能力得到了培养。以问题为基础的教学法强调发展学生的自学能力，培养学生积极探寻知识和解决问题的技巧，使学生变得具有评判性和创造性，变得善于学习，最终可以在日后的临床实践中不断地进步。

2. 增强学生的评判性思维能力 教育家们认为学生是学习的主体，是主动的学习者，而不是信息的被动接受者。目前的护理教育改革强调注重学生的学习过程。护理人员在护理实践中会不断地面对新问题，因此，护理学专业教师也日益认识到培养学生具有评判性思维能力和独立解决问题能力的重要性。以问题为基础的教学法促使学生去探索信息，对资料进行评判性评价并应用新获得的知识去分析问题和解决问题。教师也应该明确自身的作用在于引导和启发学生，从而增强学生的评判性思维能力。

3. 促使基础学科知识与临床实践的统一 认知心理学的研究显示，知识的保留、回忆与适当的应用情况密切相关。研究表明，新的信息能否被牢固地保存，与其是否能紧密地与原有知识结合有关。新的知识必须通过反复使用，才能一次又一次地重新组合形成比较牢固的记忆。传统的护理学专业教学多采用分学科学习基础学科知识的方法，教学计划安排前几年学习基础课，后几年学习临床实践课程。等到学临床实践课程时，学生前面所

学的基础课知识记忆往往所剩无几。以问题为基础的教学法是在现场或模拟场景中进行教学，学生在实践场景中学习的基础学科知识将按临床现场的实践方式牢固地保留在记忆中。以问题为基础的教学法是经过仔细设计的，围绕患者的问题，促使学生结合患者的临床症状、体征、实验室资料及治疗方法等资料，反复应用基础学科的知识。这种教学法促使护理学专业学生将基础学科的知识和临床实践统一，也能有效地弥合基础教学与临床教学间的裂痕。

（二）存在的问题

当今，PBL 已成为全世界医学院校公认的一种教学方法，并得到世界医学教育联合会的高度评价。但是，PBL 在国内的实施过程中还存在一些问题，需要我们共同面对。

1. 缺乏有经验的师资队伍 PBL 需要专业教师具有较丰富的基础知识和临床经验。现有的护理学专业教师需要经过规范培训后才能承担以问题为基础的教学法中的小组导师角色。以问题为基础的教学法主张采用小组教学形式，8～15 个学生为一组，每组配备一名辅导教师，这就意味着需要一支庞大的师资队伍。而目前国内的护理学专业师资人员比较短缺，尤其是缺乏能承担以问题为基础的教学法的小组导师。由于承担这种教学法的导师除了需要具备丰富的教学经验外，还应拥有较丰富的基础知识和临床经验，因此，现有的护理学专业教师需要经过规范培训，将牢固的基础知识与丰富的临床经验密切结合，才能胜任小组的导师角色。上述情况都使以问题为基础的教学法在我国护理学专业教育领域中的推广受到一定程度的限制。

2. 缺乏丰富的教育资源 开展 PBL 需要为学生提供充分的学习资源，例如足够的参考书、完善的电化教学设备、可被利用的计算机和网络系统，保证学生可以非常方便地获取学习资料，这一切都需要足够的教育经费给予支持。事实上，任何的教学改革都需要有足够的资金支持。然而，目前国内的教育经费一直比较短缺，尤其是提供给护理学专业教育的专项经费更为缺乏。在办学院校经费困难的情况下，难以为学生提供丰富的教育资源，使推广以问题为基础的教学法面临许多困难。

3. 学生的适应性差 国内的学生从小接受传统的教学模式，这使得他们的思维方式与以问题为基础的教学法要求的评判性思维之间存在一定的差距，学生们的自学能力与逻辑推理能力也比较薄弱。同时，以问题为基础的教学法取消了基础课的单独教学安排，改为以临床问题为导入进行基础课程内容的学习程序，这种学习程序需要学生在大纲的指导下具有较强的自学能力和推理能力。然而，我国学生受传统教学模式影响深刻，难以在短时间内很好地适应新的教学模式。这种状况也影响了当前以问题为基础的教学法的应用和推广。

第四节 以案例为导向的教学法

一、以案例为导向的教学法的产生与发展

案例教学法（case-based learning，CBL）最早可追溯到古希腊苏格拉底时期。苏格拉底以提问的方式引导学生揭示问题矛盾，学生柏拉图将问题整理成册，开辟了西方案例教

学的先河。我国的案例教学法最早可追溯到春秋战国时期，诸子百家采用民间故事阐明事理。1870 年美国哈佛大学法学院院长兰德尔创立案例教学法，他认为法官在判决重要案件时，唯有通过仔细的推理过程，方能洞悉潜在的法律原理，他相信案例能够成为理论教学最有力的媒介，他被誉为案例教学法的先驱者。1910 年，弗莱克斯纳调查了当时美国和加拿大的医学培训情况，发表了《美国和加拿大的医学教育》的报告（也称《弗莱克斯纳报告》）。报告对美国的医学院校提出非常尖锐的批评，他提出要通过临床操作培养学生的质疑探究精神。在该报告的影响下，哈佛医学院对当时传统的医学教学进行了改革，采用临床实践和临床病理学会议两种案例教学形式。20 世纪 40 年代，哈佛商学院已经有了初具规模的管理案例系统。20 世纪 60 年代后，案例教学在很多专业教育领域得到广泛应用。1984 年，横跨世界 50 余个国家的全球性组织"世界案例教学法研究与应用学会"在美国成立，该组织的成立标志案例教学法的发展日趋成熟。从 2004 年开始，哈佛商学院投入大量资金面向亚洲名牌大学商学院开展案例方法和以参与者为中心的学习项目（Program on Case Method and Participant-Centered Learning），简称 PCMPCL 项目，向亚洲输出哈佛式的案例教学模式和案例开发体系。

案例教学法于 20 世纪 80 年代引入我国，它把教学内容编成案例形式来进行教学，在当今世界的教育和培训中受到了重视并被广泛应用。案例法具有明确的目的性、较强的综合性、深刻的启发性和突出的实践性。①它有利于学生进行独立思考，学生需整合自己学过的知识，就事例进行思考、分析和判断，经过缜密思维，提出解决问题的方案；②它注重教师与学生的双向交流，可使枯燥的知识学习变得生动活泼，激发学生的学习兴趣；③它缩短了理论与实际工作情境的差距，帮助学生掌握将理论运用于实践的方法和途径，加深对知识的理解，促使知识内化为能力；④它需要学生自己查阅各种必要的理论知识，突出学生的主体性和参与性，有利于提升其自主学习能力。不足之处在于教师要耗费较多的时间和精力编写案例，且需要一定的编写技能和经验；案例教学对师生的要求都较高。

二、以案例为导向的教学法的操作过程

案例教学法是一种以事例为题材，学生运用所学知识，做出分析、判断并综合上升为理论认识的教学方法。它以案例为基础，案例本质上是提出一种教育的两难情境，没有特定的解决之道，而教师于教学中扮演着设计者和激励者的角色，鼓励学生积极参与讨论。

根据案例在教学过程中的不同作用，案例教学法可以分为以下几类。①案例讲授法：教师通过讲解来说明课程内容与案例基本融合，构成一个生动和完整的课程体系；②案例讨论法：教师将之前设计好的案例发给学生，组织学生对案例进行讨论分析，教师在教学过程中进行相应的指导；③案例模拟法：教师组织学生事先编好案例，采取小品等形式，对学生进行角色分工，由学生扮演案例中的各种角色，使案例情境再现，而后由教师引导学生对模拟的案例进行评析；④案例练习法：是指在学生练习时，引入典型案例，创设问题情境，以培养学生分析问题和解决问题的能力。近年来，这种方法也应用于考试之中。

案例教学法基本应用过程如下：

1. 编写案例　教师应根据教学目的，编写适合的案例，案例应紧扣教学内容，具有典型性和针对性，起到促进学生探索问题的作用。

2. 阅读分析案例 一般在授课前 1～2 周将案例材料发给学生，并给学生列出一些思考题，让学生通过查阅资料搜集相关的信息，积极思考，初步形成关于案例中问题的原因分析和解决方案。

3. 课堂讨论与交流 可以采用分组讨论的形式，小组在讨论的基础上形成对于案例的分析和处理意见，并在课堂进行汇报，接受其他小组成员的质询。教师充当组织者和主持人角色，引导学生对问题和处理方式进行重点讨论。

4. 总结归纳与提升 学生总结规律和经验，教师进行点评或进行补充性和提高性的讲解。学生可提交案例分析报告，并对案例及案例所反映出来的各种问题有一个更加深刻的认识。

三、以案例为导向的教学法在护理教育中的应用

（一）积极意义

案例教学法可以让学生为学习临床知识做好准备，还有助于教师教学获得良好的感受以及师生之间教学相长。案例教学法是一种不同于以往的教学模式，为护理专业学生提供了各种各样的临床实践机会，护理专业学生可模拟解决在实际临床工作中发生的各种各样的问题，将抽象的知识转向实际应用，可加强护理专业学生理论联系实践的能力。临床实践中的真实案例往往更复杂，会涉及多学科的相关知识，案例教学法有利于学生对多学科知识的整合和运用。案例教学法除可促进学生的理论学习外，还可提高学生沟通交流和自我学习的能力。案例讨论将学生们置于一种轻松、无紧张、非评价性的氛围中，会使他们重新审视自己的态度，将自己的态度和临床实践中获得的经验结合在一起，促进个人以及专业态度的改变。案例教学法运用穿插在大量案例和情境中的知识，发展护理专业学生更高层次的思维倾向，如评判性思维。此外，案例教学法使得教师更好地利用教学时间、与学生进行更多的沟通、更好地鼓励学生，这将使得教师有更愉悦的教学体验。相比于传统教学，案例教学过程中师生实时互动，便于教师及时发现学生的薄弱之处，从而进行查漏补缺。师生之间的信息是双向流动模式，促进教师因材施教，教学相长。案例教学法也有助于帮助教师重新思考他们的教学方法，更新教学材料，为以后改善教学方案提供了证据。

（二）存在的问题

由于案例教学法本质上是一种以学生为主体的主动性学习方法，案例教学效果的体现在一定程度上受制于学生的学习意愿和参与程度；同时，教师的个人素质和对课堂的把控能力也是案例教学成功与否的重要因素。一项在某医学院儿科学理论课程中开展的小样本的随机对照试验显示，案例教学法和传统讲授法对学生学习成绩的影响无显著性差异，但学生主观上更倾向于以传统讲授法授课。Choi 等在以传统讲授教学为主的麻醉学班级里，以面对面和网络在线方式提供电子案例，通过活动 - 反馈式、感觉 - 直觉式、视觉 - 语言式、渐进 - 整体式 4 种不同方式开展案例教学，比较它们对学生的学习经验和学习效果的影响。结果显示，仅在活动 - 反馈式组发现对学生学习的早期阶段有轻微影响，但随着时间的推移，则不再具有优势。不论何种形式的教学，课程的计划是最重要的，案例教学法尤其需要详细的课程计划。没有计划而盲目地使用案例教学可能会使学生失去方向感，学生可能因为没有学习到核心知识而要求增加讲授课程。

第五节　其他护理教学方法

一、开放式学习

开放式学习（open learning）是一种灵活的学习方式，所谓开放，是指为适应学习者控制学习能力而灵活变化的一种教育过程。这种学习方式的控制范围很广，包括目的与目标、内容、教与学的方法以及评估，还有解决完成课程的途径、学习方式与模式等全部学习范畴。这种学习方式的特征是强调以学习者为中心，并采用多种媒体、导师指导及支持系统等进行学习。在一个开放式的学习体制下，护理学专业的学生在其学习过程被赋予高度控制权，学生不仅可以参与个体选修课程的讨论，而且还可以对个人参与课程的学习形式提出意见。

开放式学习常见以下4种类型：

1. 学习班形式　在这种类型的体制下，学生们可以从学院相关组织获得学习资料，必要时获得指导教师的指导。学生们根据事先约定的时间在学习班聚会，共同讨论，接受指导，也可按需要进行简单的信访，通过信函进行答疑、咨询等活动。

2. 地方体系　这种学习形式与学习班相似，但参加这种体制学习的学生居住地或工作地点一般都在学院附近，常通过电话索取学习资料，必要时还可以组织报告研讨会。

3. 遥控体系　在学生居住地距离学院较远的情况下，可按街区分片组织学习或周末集中学习，函授学习资料是学习的主要媒介或手段。

4. 半合同体系　学生可在某一学院注册，而到距离家较近的另一学院参加学习辅导或进行其他联系。

护理学院开展开放式学习的最普遍形式是弹性学习班。这种学习班具有相当大的灵活性，它允许学生方便时脱离专业学习源而加入学习班进行学习，必要时另有大学导师给予指导，额外获益。

开放式学习是通过学习资料介导的，因此，学习资料是开放式学习的主要媒介。学习资料应由广泛的资源组成，包括组织配套的学习项目和简易的小册子。

二、个别辅导

个别辅导或导师制是指为达到特殊目的、完成一定的学习任务，在整个培训阶段学生护士与指导教师之间所建立的特殊联系。该体制的目的是通过指导教师与学生之间密切的联系，在整个培训过程不断向学生个体提供支持与指导，以促进学生训练。在个别辅导体系中，指导教师对学生的主要功能如图4-4所示。个别辅导体系非常注重指导教师的素质，因为指导教师自身的素质对学生的造就、成型具有重要的影响，所以指导教师的作用已远远超过导师制本身。合格的指导教师必须是一名极富同情心的好师长，教师要与学生平等相处，将护理学专业看作学生生活的一部分，要严肃认真地去对待，使学生受到尊重并看到自身的价值。

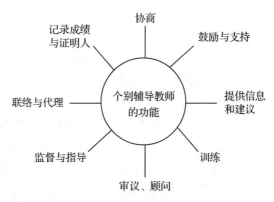

图 4-4　个别辅导教师的主要功能

三、咨询

咨询是提供帮助及指导的另一种形式，它已成为护理学专业教学中一种重要的技巧。英国咨询协会（The British Association for Counseling）定义：咨询工作的职责就是为服务对象提供一个去探索、发现及阐明生活方式的机会，使他们能更明智地应变并朝着更美好的人生迈进。这样，咨询就可以被看作一种协助关系，帮助服务对象成为具有自我指导能力的个体，这种咨询也是第二章相关内容所讨论的，许多观点都建立在罗杰斯（C. R. Rogers）的"以学生为中心"的教学理念上。一种咨询关系应该理解为两个个体之间的一种自觉协议，例如，服务对象将有权决定他（她）自己是否愿意加入这种咨询关系，在对方做出决定之前，往往已获得了关于咨询性质的相关信息。也就是说，先让服务对象获得有关信息，而后再决定他（她）自己是否参加咨询关系。英国、美国护理教育家们强调，要坚决反对这种状况：一位指导教师为一个学生咨询，而学生事前对此却一无所知。

第六节　教学技巧

一、课堂提问

在传统的教育体系中，教师与学生之间的联系常通过提问和回答问题的方式进行。应用提问的方法来自古代哲学家苏格拉底，这是一种古老的完全依赖回答技巧的方式苏格拉底提问法（the socratic questioning）。

（一）课堂提问的特点

课堂提问是一种简单的方法，既不需要花费很多的时间，又不要求特殊场所和许多资料，还可以让那些不爱发言的学生得到训练。但是，指导教师进行提问也非随意进行，要以学生现有的知识为基础进行启发、诱导式设疑，每次提问的内容应对下一个问题起到引导作用。当学生不知如何回答时，指导教师通过提供信息对其进行提示。课堂上提问的技巧实际上是针对单个学生进行的，在小组教学中应用时应针对全组成员，因为发言的仅仅是组员代表。

提问的方法可以帮助学生实现高层次目标，但若所提问题层次过浅、过于简单，就达不到应有的效果，反而要占用课堂上的时间，成为一种缺点。因此，采用课堂提问技巧的教师要做好计划，包括何时提问、提什么问题等。

（二）问题的程度

问题的程度直接涉及教学目标，按教育目标分类的方法总结处于不同智力水平的问题。布鲁姆（Bloom）把智力或认知作用按复杂性递增的层次进行分类，即从对事实的简单回忆到对某一观点的判断评价。第一个水平称为记忆，旨在帮助学生回忆某个概念，陈述或说明某一事物。第二个水平是理解，教师通过提一些需要学生用自己的语言陈述含义或推断结论的问题来检验这一水平。第三个水平是应用，要求学生在特定的情况下应用规律、原理等。例如，在第一次辅导讲授中，教师讲授关于严重损伤患者的护理原则，并强调患者要禁食。在之后的某次讲授中，教师讲到一例严重股骨骨折患者时提问学生："对该患者的饮水要求，你如何处理？"第四个水平是分析，即把问题分段进行，以便学生将概念或情形分解成几个部分。第五个水平是综合，要求学生从一系列的组成成分中重新建立起一个新的整体。如有这样一个问题："从我们刚才所做的来看，你能列出相关的护理计划吗？"这就是一个综合水平的问题。根据布鲁姆的观点，最高水平的智力作用是评价，包括通过学生对最好或最为有效的辩论或行为过程的判断来明确问题的组成。例如，要求学生对两种计划方案进行评价，并讲出理由。

（三）增进效果的措施

为了保证课堂提问的有效性，教师应注意以下事项：

1. 问题应简洁、明了　教师所提问题应该简明，以便学生能记住问题并准确回答；组成问题的词句要保证学生容易理解。所有的问题不能含糊不清、让人费解。有这样一个例子："这个患者手术前护理的要点是什么？为什么这些要点很重要？"这个问题就有些不明了。因此，为了保证提问的有效性，要注意保证所设问题的质量，提高提问技巧。把准备提问的问题写在讲授计划中就是一种有效的方法，因为这样可以保证在问题提出之前有一个仔细、认真的思考过程，从而避免提一些没经过深思熟虑的模糊问题。

2. 提不同程度的问题　教师要注意设置不同程度的问题，其中也应包括高层次的问题。这样可以促使每一位同学认真思考，以确保每一位同学都有机会参与。

3. 及时反馈　教师对学生回答的反应直接影响提问的有效性。从学生的角度来看，提问是一件很可怕的事，教师似乎没有意识到自己在课堂上的威力，事实上，教师的反应对学生有很大的影响。教师的某些不经思考的不恰当反应会使学生觉得受到屈辱。在这种情况下，教师要保持一定的敏感性，对正确答案要予以充分的肯定，对部分正确的答案要肯定其正确部分，并让其他学生进行补充加以完善。遇到回答问题有困难的学生，可以让其他学生先回答，以减少该学生的不安，或是先提一个难度较低的问题，如学生能答出来，他便有了一点成就感，增加了自信，这时教师再提难度稍高的问题就更合适了。

4. 准备开放性问题　学生只需要简单地回答"是"或"否"的问题属于低水平层次的问题，不太具有挑战性，要尽量避免提这种简单的问题。教师应多组织一些需要学生经过认真思考才能回答的开放性问题。

5. 围绕目标设疑　教师所提的问题应该围绕课堂目标，所问内容应该适合学生的程度，教师企图让学生回答出比平时练习阶段水平高的问题是不合理的要求，学生会产生挫折感和遭受威胁的心理。注意所提的问题应既能促使回顾已讲过的内容，又能展示将要涉及的新内容，同时又有利于思考富有竞争性的内容。

6. 提供思考时间　教师向学生提问后，要提供一个思考时间，允许学生有短时间的思考，但要注意不能停顿太长时间，其间教师可以重复所提的问题，且向学生强调：无论什么时候提问，都希望每一位同学认真思考，然后由教师指定其中某位同学来回答，这样可以确保每一位同学都参与思考问题的过程，因为每个人随时都有可能被提问到。这种方法要比问题提出后由学生自愿回答的做法好，因为那样的话，有许多同学也许就不积极参与准备答案了，而是让少数几个优秀学生来参与并竞争这种权利，这就使教学活动成为少数人的事了。

7. 合理安排　课堂提问不能过于频繁，应在必要时采用。教师最好能在教案中注明提问的时间、具体问题，尤其是初次讲授者更应如此。所设问题要针对不同对象，提问要从简单程度开始，慢慢增加问题的难度和深度，有利于学生产生成就感，也便于调动平时不爱参与者积极参加。

二、演示

演示是对事实、概念或过程的直观解释，是护理学专业教学中很常用的一种方式。教师可以通过实物、标本、模型、图片、实际操作、录音、幻灯片等进行演示，自从有了电化教学手段以来，演示在护理学专业教学中的作用更为突出。

（一）演示的特点

演示的优点在于能使学生获得丰富的感性资料，可加深对内容的理解和知识的印象，帮助学生形成正确的概念，也能引发学生的学习兴趣和积极思维，易于巩固已学的知识。但演示需要物质条件，要配备相应的教具，应根据实际条件采用演示形式与教具。在此需要强调的是，演示过程必须配合教师的说明、讲解，引导学生边看边想，否则不仅流于形式，而且会干扰教学任务的完成。

（二）增进效果的措施

1. 明确观察目的、内容及要求　结合课堂教学目标引导学生将注意力集中到观察演示对象的主要特征和重要方面，不要把注意力分散到一些枝节问题上。教师还应提出一系列思考题，引导学生结合演示内容进行思考，这样能突出重点，使学生获得更深刻的印象。

2. 确保演示项目的效果　教师要选择好场所，保证演示时每个学生都能看清楚。在演示时，尽可能让学生运用各种感官去感受学习的内容、对象，并集中注意力于教师的演示过程。如果学生在看的同时又能听到和触摸到，条件允许时，还能自己亲自做一下，那教学效果会更好。

3. 演示要适时　演示内容应密切结合授课内容进行，过早展现教具会分散学生的注意力，降低学习兴趣，过迟展示会产生"马后炮"的感觉，或显得内容不紧凑。因此演示时机要恰当，教具使用后应立即收存，以免分散学生的注意力。

4. 演示过程要正确　教师在演示之前要认真纠正自己不规范、不正确的做法。在教授一种新技能时，强调采用一种正确的方法而不介绍其他错误的做法，以免造成心理和思维上的干扰，冲淡正确技能的记忆内容。

属于精神运动技能的演示内容，必须强调学生即刻反示教。演示仅仅是提供认知信息和影响，精神运动部分必须通过学生自己肌肉活动练习方能掌握。总之，要让学生通过自己动手做的方式真正掌握技能。通过学生的肌肉和关节活动情况来反映学生的操作情况。学生掌握技能的快慢不同，教师应有足够的耐心和信心。教师的不耐烦会使学生更加紧张，以致乱上加错，影响正常的学习过程。教师要清楚，学生存在个体差异，课堂的任务在于每一位学生都能真正掌握技术，而不是掌握技术的速度。

三、模拟

模拟是利用模拟技术设计高仿真模拟患者和临床情景来代替真实患者来进行临床医学教学实践的教学方法。利用各种局部功能模型、计算机互动模型以及虚拟科技等模拟系统，创设出模拟患者和模拟临床场景，以尽可能贴近临床的真实环境和更符合医学伦理学的方式开展教学和考核。

（一）模拟教学的特点

模拟教学在培养学生良好的职业习惯方面起到了积极作用，更能适应现代社会的需要。模拟教学因其具有无风险、临床高还原度、简便、可操作性强等突出优势，使其被广泛应用于正常阴道分娩过程中出现的产科急症，如肩难产及产科出血、老年医学教育、围术期麻醉安全、肝移植的麻醉技术等方面。

（二）运用的基本要求

1. 指导者　教师作为模拟教学指导者，由过去单一的知识传递者变为知识引导者、激励者和促进者，由单一的知识讲解者变为知识设计者、流程的维护者、危机处理者和反馈总结者。因此，情景模拟教学质量在很大程度上依赖于教师素质。参与情景模拟教学的教师要有综合的教学能力，才能保证情景模拟教学的高质量实施。

2. 关键实践内容　对于护理学专业来说，模拟对象为逼真的临床情景，逼真的情景模拟有助于提高护理专业学生的满意程度及自信心，且能提高护理专业学生的临床学习能力、评判性思维及精神运动学习能力。逼真的临床场景是保证情景模拟教学实施成功的前提，但需要大量的资金支持，如模拟实验室的建设，设备的购置、维修，技术人员的培训与指导等。

3. 模拟主体　学生作为模拟主体，在情景模拟教学中所起的作用是问题的分析者、决策者和演员，其参与的积极性直接影响教师的角色与作用，因此，学生的整体素质对情景模拟教学实施有重要影响。学生的整体素质，如已有知识能力、对模拟教学的重视程度、自身定位等在很大程度上决定了情景模拟教学质量，因此护理教育者在实施模拟教学之前，应全面评估学生的整体水平，根据学生存在的问题制定模拟教学方案，提高学生的积极性，保证模拟教学质量。

四、角色扮演

角色扮演是教师根据一定的教学要求，有计划地组织学生扮演他人角色，运用想象或模拟情境进行表演，启发及引导学生共同探讨情感、态度、价值、人际关系及解决问题策略的一种戏剧性教学方法。角色扮演主要用于情感和技能领域课程的教学，如康复护理学、护理心理学和老年护理学等内容的教学。

（一）作用特点

角色扮演寓丰富的教学内容于各种有益的活动情境中，训练学生的交流能力、规范行为和临床护理技能操作，使学生在潜移默化中受到教育，获得真实的体验，形成正确的认识，发展积极的情感，较好地调动学生的积极性，提高学习热情。但角色扮演存在传递信息不多、不快，培养动手能力不够等缺陷，有些教学内容不能靠角色扮演来掌握。有些情况下，某些学生趋向于表演过于戏剧化，角色会失去真实性和可信性。角色扮演不适用于初学者。

（二）运用的基本要求

（1）根据学习目标精心设计角色扮演过程。①可根据不同教学内容，创设问题情境，尽可能真实；精选内容，指导学生自行编写小剧本，扮演患者、护士和医生等不同角色来学习相应的内容，通常所表演的内容应是紧扣教学目的的态度和技能。②挑选参与者：可根据各角色特点指派或让学生自愿报名参与表演。教师要指导学生学习和接受有关角色的知识，参与角色扮演的人数一般为 2~4 人。③场景或情境设计：角色扮演者设计表演的具体情境，如对话和道具。④培训观察者：除角色扮演者外的其他学生均为观察者，教师应向观察者说明观察的任务。

（2）在角色扮演过程中，教师应注意对整个过程加以指导和控制，强调角色扮演过程中学习有关的知识、态度和技能，特别要投入情感，融入角色，并记录表演者的行为，但不能片面追求表演本身的艺术性。

（3）实施后教师要组织学生进行讨论及评价，教师组织和鼓励学生就表演的过程发表看法，讲述自己从中领悟和学到的东西；表演者可以谈自己扮演角色的体验，观察者可以谈感受。学生根据讨论评价结果，总结收获，获得在相似情境下解决问题的能力。

五、小组教学常用的技巧

前面介绍了教学小组的主要类型，每一种类型小组都有其特殊的目的和功能。很多教学技巧可用于帮助学生实现小组目标。现将有关技巧介绍如下。

（一）"滚雪球"组

首先，每个小组成员均单独为解决一个问题进行工作，然后成对共同完成这个问题，每对再与另一对结合，随后经历 4 对 1 组，8 对 1 组……。按此方式连续进行下去，直至全组都汇集到一起，为某一个问题而工作，共同享有全部工作的见解，使工作开展得越来越详细、深入、全面，就像滚雪球一样。这种技术最利于调动全组成员的积极性，实现人人参与的目的。

（二）"方根"组

采用本教学技巧时需考虑学生的数量，指导教师将全体成员分为若干小组，要求每个小组含有的学生数是全组总人数的方根数。假如全组有 16 名学生，每个亚小组就由 4 名学生组成；假如全组有 25 名学生，则每个亚小组将含有 5 名学生。随后为每名学生按序编号。表 4-3 是一个 16 人组的分组编号。经过一定时间讨论某个问题或议题后，解散亚小组，再根据每人编号重新组成新的小组，例如各小组的 1 号成员组成一个小组，2 号成员组成另一个小组……这样，每一个小组中只有一个老组员（A_1 在 A 组；B_2 在 B 组……），其他 3 名成员分别来自另外 3 组，此做法会促使学生对问题的见解产生最大的变化。

表 4-3　16 人小组的方根技术

组 A	组 B	组 C	组 D
A_1	B_1	C_1	D_1
A_2	B_2	C_2	D_2
A_3	B_3	C_3	D_3
A_4	B_4	C_4	D_4

（三）"传呼"组

"传呼"组又称"快速传递"组，由 2 ~ 6 名成员组成，是讲授法或其他以教师为中心的课程学习时，为学习者提供参与机会的一种教学技巧。例如，当进行题为"手术后患者护理"的讲课时，将大班分成几个"快速传递"组，就外科手术并发症问题讨论 3 ~ 4 分钟，随后各组负责人再将他们的讨论结果反馈到全班。常采用的简单易行的方法是：第一排学生回头面对第二排学生，第三排学生回头面对第四排学生，依此类推。还可以将一横排人分为 6 人一组，这样就不必在教室内重新组合。"传呼"组技巧可以在一次讲授时使用一次以上，为学生提供社会活动及参与的机会，还可以防止上课时出现打瞌睡的情况。为了取得预期效果，最好是让学生们预先分好组，并写下学生对题目所掌握的全部内容。

（四）"献计献策"技巧

"献计献策"或称"头脑风暴"（brainstorming）技巧，是 20 世纪 60 年代初提出的另一种创造性解决问题的有效方法。这种方法的目的在于调动组内所有成员的潜能，使成员们最大限度地对讨论的问题提出尽可能多的意见。该技巧强调畅所欲言，尽管有些见解未必富有建设性，也不加以评论，充分体现了自由表达的思想。

"献计献策"技巧具有 3 个主要特点：①交叉鼓励；②保留判断；③正规场合。交叉鼓励是指其他人的思想对个人所产生的效应，一旦这些思想与个人已经存在的思想发生了相互作用，便可能产生更富有创造性解决问题的思路。顾名思义，保留判断就是对任何思想，即使看起来显得愚蠢的想法，也允许其自由发表而不予以批判或评论。领导者或主席应时刻警惕任何带有批判性的言论并及时予以制止，因为批评性言论无助于创新和开拓。强调正规场合可以使参与者感觉到：小组集体确实有些特殊的事情需要他去认真完成，这样一来多少会约束那些日常爱开玩笑的人。"献计献策"小组中人人畅所欲言，所以领导者、主席以及某些组员应该注意各种思想的表达，最好采用录音笔记录全部意见的做法，确保毫无遗漏。"献计献策"活动时间可长可短，最长限制在 30 ~ 40 分钟，通常允许延长 5 ~ 10 分钟。在众人畅所欲言之后，应花费少许时间进行评价，从中筛选出有使用价值的意见或思想，按性质分类：①立即采用的；②需进一步探索的；③提供新方法的思想。

（五）"旋转木马"练习

这种方法既能从一组学生中产生资料，又能发展学生的会谈技巧，是一种绝好而又新颖的方法。该过程首先由指导教师鉴定一系列题目和子题目，这些内容将成为未来讨论的焦点或中心。随后将学生分为两组，其中一组作为接见者，另一组则为应答者。发给每个组员一张纸，每张纸的上部列出问题，其下为空白，写字桌按圆形排列，接见者坐在课桌的内侧；应答者坐在外侧，面向接见者（图 4-5）。每个接见者根据指导教师发出的信号，按纸张上端写出的问题向应答者进行提问，应答者应尽可能圆满地回答问题。每个接见者所提的问题各不相同，每队会见进行 5 分钟。5 分钟后，教师发出"换位"信号，坐在外圈的"被接见者"向右移动自己的位置，就像旋转木马一样，故称"旋转木马"练习。内圈的接见者不动，面对新的应答者，根据前一个应答者对纸上相同问题的回答情况，对新的应答者提出问题。

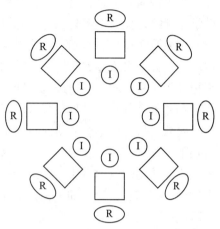

图 4-5 "旋转木马"练习图示

I. 接见者；R. 应答者

最后，所有外圈"被接见者"均与内圈每一位接见者进行了会见，结果获得了对同一问题的各种不同反应或回答。对这些资料进行分析，总结出外圈一组成员的各种观点。随后再交换角色，这样，外圈成员变成了接见者，由此可产生两次可供分析的资料。

（六）模拟

模拟通常指以简化的形式仿造某些日常生活情景，其目的是使学生涉足于与真实生活密切相关的某些方面，设身处地去体验生活。

在护理学专业教学中，通常采用的模拟练习是心脏停搏处置或"紧急呼叫"。指导教师为学生们提供一个可靠的环境：模拟病房、一张病床和一名"患者"、一辆抢救车、记录纸等组织模拟现场，某些职员或学生充当麻醉师、护士等有关人员，并设计一旦心脏骤停时可能出现的全部剧情。为护理专业学生们提供事发的情景，可启发护理专业学生如何进行操作。在这种情况下，学生们可针对假设的情景进行示范练习。换句话说，可以要求学生去扮演发现心脏骤停的护士，通过执行必要的检查及急救措施，模仿护理专业学生要进行的过程。模拟训练既可使学生们体会真实的生活情景，又不会产生学习的焦虑。

模拟的主要特征是学生们不必照本宣科，而是期望学生能按自己认为合适的行为方式去行动。事实上，模拟涉及的是学生本人，就是用学生自己正常的日常行为来处理的情景。应该向学生强调，无论模拟剧情如何，都希望护理专业学生按实际情景进行处理。所以，模拟教学法是为学习者提供实践性训练的重要方式。在模拟过程中，如果是训练对一个伤亡事件进行急救处理，那么模仿现场应力求尽可能地真实。对待像头部损伤、骨折、中毒及类似的急救急诊模拟也需合情合理，这样才便于将确定的行为、方法很容易地转换到新的场景。

（七）角色扮演

角色扮演的方法是依据心理剧理论派生的，它是利用演戏和想象创造情景，以启发学生对自己及他人行为、信念、价值的认识；要求学生对另一个人相同的行为采取行动，并按自己想象人们应有的行为去动作。扮演角色是促使学生从他人观点出发，产生同情心的最好方式，尤其是当学生扮演一个与职业和观点相反的角色时更是如此。例如，由护理专业学生去扮演一个患者时，这种相反态度的角色扮演会迫使学生按患者观点考虑事情并帮助学生理解为什么患者会产生如此行为，这就是与角色的认同性。

角色扮演过程的精髓部分是参与者的要领和执行情况的报告。扮演角色活动的一项基本原则是，全组不存在任何一个被动的旁观者；不直接从事角色扮演的学生也应该指派其承担过程观察者的职责，这就意味着他们要积极地观察角色扮演，包括观察由角色发出的语言和非语言信号。过程观察者对反馈及角色扮演后的执行过程报告是相当关键的。概括指明要领，是各种小组活动前一项重要的准备工作，对角色扮演尤显重要。概括指明要领包括事先宣布有关的规则和目标，这也是为确保参与者获得最大效果而设计的内容。指导角色扮演活动的教师不要预先道白一切、亮出结果，否则会使演出告吹，务必使学生自己去发现一些与自己有关的事情。在全部活动得出结论后，进行执行情况总结，包括以下3个阶段：

第一阶段：简单地要求参与者和观察员描述角色扮演过程发生的相关事件。

第二阶段：制造彼此之间相互信任的气氛，让全组成员分享活动的感受。

第三阶段：讨论活动中有哪些内容适用于未来护理实践？哪些方面所获得的启发可与其他同学分享？也就是检查活动在未来工作中的适用性。

角色扮演者可以从观察者处获得关于自己交流技巧情况的反馈；同时，小组整体也可以从角色扮演所产生的思想和价值范畴获益。由于在角色扮演过程中可产生大量的激情，为此，在活动结束时促使演员及时摆脱角色的工作显得十分重要，这样才能重新与现实建立联系。

六、电化教学

随着社会的发展，涌现了多种辅助教学手段，其中视听教材（或称电化教学）已成为现代教学的主体，其特点是通过视觉、听觉或视听同时发挥作用的方式完成教学任务，为学生提供多感官刺激，提高教学效果。电化教学手段的种类很多，各有优、缺点，最突出的一点是需要设备条件，因此需要根据现有的条件结合教学内容、目标等具体情况选择相应的方法，才能获得最佳的效果。下面简介常用的几种电化教学。

（一）电影

电影包括故事片和教学片。学生们通过听、视觉进行学习，电影的内容与实际结合得越好，产生的效果越好。例如专题纪录片犹如一堂政治课；一部动画片可告诉观众某种哲理、原理。电影的教学形式让学生更感兴趣、轻松。

电影的缺点是需要设备，内容较长，需花费相当长的时间，放映电影的环境不便于学生做笔记。目前多主张用录像带的方法替代电影以克服携带不便的缺陷。为了保证教学效果，采用电影教学时应注意以下几点：

（1）事先向学生说明要看的内容重点、最终达到的教学目标。

（2）放映教学片之前，教师要亲自审阅影片内容，核实内容是否恰当，防止单纯从影片题目判断内容的做法。

（3）要认真计划好时间。

（4）事先与有关人员联系，做好充分的准备，以保证机器正常运转。

（二）投影仪

投影仪可供教师直接书写投影、透明胶片投影或实物反射投影。与幻灯机相比，投影仪具有多种功能和简便灵活的特点。教师可以面对学生边讲边写；教室内的光线也有利于学生记笔记；教师可采用不同色彩和不同颜色的胶片突出重点，增强效果，激发兴趣。

为了增进使用效果，使用者应该注意以下几点：

（1）胶片上仅写重点内容，保证清晰度。

（2）用计算机打字时可采用不同字体，以使重点内容更为突出。

（3）使用胶片膜投影时，注意遮盖暂时不讲的内容，只露出当时讲授的内容，以免转移学生的注意力。

（4）透明胶片所显示字体、内容应保证准确无误。

（5）教师直接在投影胶片上指点内容，以免背对学生。

（三）幻灯

幻灯具有携带方便、美观的优点，可以弥补投影仪体现不出来的某些内容。但相对花费多，创作过程需要特殊的技术和设备。

（四）录像机

录像机可录音、反复欣赏重点内容。录像机可以反馈学生的操作情况，便于自我评价，促进教学活动。

（五）计算机辅助教学

计算机辅助教学（computer assisted instruction，CAI）不同于以黑板、白板为传授知识工具的传统教学方式，取而代之以计算机来促进学生与电脑之间的交流，可以弥补传统教学以粉笔、签字笔为教具的不足。执教者将授课内容进行组织和设计，以电脑语言将资料输入计算机，再通过计算机画面呈现给学生。CAI教材经过画面、语音配合的制作过程，使教材显得生动且更具有真实性，可以提高学生的学习兴趣。执教者在准备教材时，必须先做全盘性筹划和思考，因此准备教材的时间要比传统方式多。教师随时可按需要在计算机上方便地修改内容，这种教学方式也能充分发挥教师的专业特长，将创造性和想象力应用于教学过程。

计算机辅助教学对学习者的好处在于：能激励学生主动学习的热情，是一种独立式的学习方式，学生在学习时能立刻感受到学习效果，立即反应，可正确而快速地评估学习成效，且不受外界因素干扰，使学习者更专心。

一套好的计算机辅助教学教材必须有清楚的解说，穿插图片和适当的音响效果。所有问题着重于启发性，并且评估其能力，学生在操作计算机时，有一对一的临场教学感，并能反复操作练习、应用和模拟状况以达到理想的学习效果。计算机教学虽然优点很多，但也有不足之处，除需要计算机及教学软件设备支持外，通常无法进行课堂讨论；执教者作为指导者地位而非直接权威式的讲授者，在实施计算机教学过程中显得单调且不如现场气氛活泼；无突发问题及问题解答、争论的情况出现。利用计算机教学软件开发方式还可以使学习者在学习过程中、工作场所或家中完成继续教育、在职教育及复习课程的学习活动。为此，科技发展的时代，计算机辅助教学方式日趋扩大。

（六）其他

此外，还有电视、录音机等，教师们可以在教学实践中创造新的辅助教学手段。

 习题

一、单项选择题

1. 讲授法的优点是
   A. 一名教师可与多名学生交流
   B. 教师可发挥自己的特长
   C. 教师可针对学生的个体需要组织内容
   D. 学生可以选择自己想听的内容

2. 讲授法在讲授开始后听众注意力开始逐渐下降的时间在
   A. 10 分钟以后　　　　　　　　B. 20 分钟以后
   C. 30 分钟以后　　　　　　　　D. 45 分钟以后

3. 布卢姆的教育目标分类中，认知领域的教学目标的最高层次是
   A. 领会　　　　　　　　　　　　B. 分析
   C. 评价　　　　　　　　　　　　D. 综合

4. 教学目标 24 小时平均保持率最低的是
   A. 教他人立即应用　　　　　　　B. 示范
   C. 阅读　　　　　　　　　　　　D. 听讲

5. 有关辅导小组的概念，正确的是
   A. 由指导教师与学生一对一的个别辅导形式
   B. 由指导教师控制的一种学习方式
   C. 有指导的讨论会
   D. 指导教师若负责 2 个以上学生，便会影响学习目标的实现

6. 小组教学活动中，当出现争执场面时，教师的正确做法是
   A. 争执过于剧烈会影响小组目标的实施，教师应及时制止
   B. 告诉学生，出现不一致意见仅是单独某个人的意见，不影响大局
   C. 告诉学生，每个组员的不同观点通过争论会更明确
   D. 教师必须强调，不一致是十分正常的现象

7. 有关自由讨论组的特点，正确的是
   A. 讨论是在组内成员自我控制下进行的
   B. 指导教师负责控制小组活动过程
   C. 学生围绕教师拟定的主题进行自由讨论
   D. 学生通过查阅资料自由组合准备答案

8. 下列不属于建立组员间相互信赖关系的技巧是
　　A. 配对练习　　　　　　　　　　B. "滚雪球"组
　　C. 模拟练习　　　　　　　　　　D. 组内体育活动

9. 在小组教学中由指导教师提问，学生回答的一种教学方式称为
　　A. 命令式　　　　　　　　　　　B. 苏格拉底式
　　C. 启发式　　　　　　　　　　　D. 协商式

10. 以问题为基础的教学法中的问题特点不包括的是
　　A. 突出以教师为中心
　　B. 对学生进行综合性考试
　　C. 学生参与评价过程
　　D. 问题能培养学生分析问题和解决问题的能力

二、简答题

1. 简述以案例为导向的教学法的应用过程。

2. 简述针对小组教学出现的问题，列举有效的应对措施。

3. 简述以问题为基础的教学法中问题的特点。

三、论述题

在制订授课计划时，应考虑的学生因素有哪些?

在线答题

第五章　护理临床教学

第一节　临床教学概述

一、临床教学的概念

临床（clinic）一词原指为患者提供服务照顾的医院或服务机构，是患者床边的意思。随着医学模式的转变和人们对健康照顾需求的增加，在现实生活中，许多护理活动发生在医院环境以外的环境中，如社区卫生服务中心、康复中心、托儿所、幼儿园，家庭或其他保健机构等。

临床教学（clinical teaching）是指在实际的医疗卫生保健环境中，帮助学生将所学的理论知识和专业技能应用于临床实践，获得进入医疗卫生保健机构所具备的专业技能、态度和行为的教学活动。临床教学重点是理论与实践相结合，即临床教学必须是将课堂上所学的理论应用于实际，使为护理对象实施的各项护理活动均有理论依据。临床教学不仅可以帮助学生应用理论，而且可以帮助学生从丰富的临床实践中进一步发展护理的知识和理论。由于护理活动的特殊性，学生在提高护理实践能力的同时，还可以学到其他技能，例如沟通技巧、自我照顾。

临床场所是一个社会场所，在这里，学生经历了护理的社会化过程。相对于在学校学习的理想状况，临床学习被看作护理教育的真实方面，因为在这里学到的是真实的护理实践。学生在临床与在课堂学习有所不同，其不同点主要表现为：在课堂学习理论性强，进行的是模拟病例分析；时间紧迫感较差，即使是急诊病例，也可以逐步分析其疾病进展并拟定措施；课堂教学逻辑性与系统性均较强，准备起来相对容易；不涉及患者的实际情感，学生可以自由发言；可以面对众人进行自由分析问题，无须注意保护性医疗等。而在病房进行临床教学时，患者的病情变化甚至是情绪变化会影响教学计划的实施；患者的病情变化有时需要立即进行抢救，来不及提前充分讨论和分析；涉及患者的真实情况，要注意保护性医疗制度；学生面对临床出现的一些突发性情况难以适应。

在临床上，尽管照护患者或服务对象和护理教育密切相关，但相对于照护患者或服务对象的主要目标而言，护理教育通常被认为是次要目标，但是也应该看到，护理教育是为将来给患者提供高质量的护理做准备的，因而可以把它当作获得长期效益的投资而给予足够的重视，只有认识到这一点，临床场所才能成为一个良好的学习环境。

无论课堂教学还是临床教学，学生都是完成教学活动的关键因素，学生的观点往往对改进教学提供了很重要的参考意见。在临床，学生评价他们的学习经历时往往会涉及教师对他们的帮助、支持、信任以及临床工作人员的知识和榜样作用，所有这些对于临床学习都是非常重要的因素。有经验的教师也发现，如果不以问题方式引导学生的实习，不刺激学生去分析和综合他们的观察，学生在临床的所学所为也只能停留在肤浅的水平上，而教师也只起到了消极的监督作用。

二、临床教学的内容

临床教学目的是训练学生的基本技能，培养其独立工作能力。在医院中，护理学专业的临床教学内容包括对研究生、本科生、大专及中专等护理学专业学生的临床理论教学、学生教学实习、生产实习等的指导工作，以及培养护理专业学生良好的职业道德，帮助他们树立良好的职业形象等。

具体内容包括：

1. 培养临床实践技能　这是指完成教学活动、专业训练和生产实践中具体动作的能力。实际操作使得理论得到证实，使科学思想得到具体体现，使书本的理论知识变成现实成果。实习生参加临床实践，熟悉临床常见病和多发病的诊疗、护理技术和预防保健知识，掌握临床各科有关的新技术、新仪器的使用方法。临床需要为学生提供充足的实践机会，为学生尽快掌握专业实践技能提供条件。同时，还要注意给学生增加其他领域的知识，如心理学、社会学、管理学知识，并指导学生将相关理论应用于临床。当然，对学生自学能力的培养也是一个不容忽视的方面，要引导学生锻炼独立工作的能力以及获取新知识和信息的能力等。与学生一起探讨国内外的新知识、新理论和发展方向，促使理论与实践相结合，提高临床护理能力。

2. 培养组织管理能力　组织管理能力是指在组织群体活动时，能按照明确的计划充分地发挥每个人的积极性、主动性，协调一致进行工作，以达到预期的管理和培养目标。要指导学生运用系统论、控制论、信息论等原理参加临床护理管理工作，为患者提供优质服务的同时，运用管理学的理论和知识，提高学生的创新意识，培养学生的组织管理能力。

3. 培养沟通合作能力　在以人的健康为中心的现代护理模式中，护理工作包括为患者提供生理、心理、社会等全方位服务。护理人员在收集患者的信息、执行护理技术操作及开展健康教育等护理服务活动时，需要与患者、家属、医生及其他医疗卫生从业人员进行有效的沟通和交流，这就要求护理人员不仅要掌握扎实的专业知识，同时应该具备良好的沟通协调和合作能力。临床教学活动中应该充分利用病史采集、交接班、教学查房、病例讨论、小讲座以及健康教育等各种活动来培养学生的沟通合作能力。

4. 培养科研能力　结合不同层次培养目标安排学生进行一些课题设计、实验分析、综合分析、书写和进行科研报告的机会。帮助学生获取新知识、新信息，抓住事物的规律和本质，预见事物的过程，从而提出新问题，探索新规律，建立新的护理理论。培养学生严谨求实的科学态度，良好的科学道德和严密的科学思维方法，提出一些探索性的大胆设想。

5. 培养观察能力　观察对于任何人都很重要，护理工作者更要善于观察。教师要提供给学生观察资料，并明确观察的目的和对象，实事求是，注意事物的发展阶段及全过程中明显和隐蔽的特征，用动态和整体的观点培养其观察能力。

三、临床教学在护理学专业教学中的作用

临床的见习和生产实习在整个护理教学过程中占有极其重要的地位，是教育的深化，是理论联系实际的重要阶段。通过实习，将学生在课堂上学习的理论知识与临床实践相结合，培养学生临床思维分析和解决问题的能力。在为患者服务的过程中进行学习，逐步掌握以患者为中心的护理所必备的各种技能，学习正确处理护士与患者、护士与家庭和护士与群体内其他成员的关系，从而锻炼学生适应社会的能力，增强社会责任感和事业心，更好地树立全心全意为人民服务的思想。这是我国医疗卫生事业发展的需要，是衡量高等护理教学水平的问题，是直接关系到向社会输送合格护理人才的事情。所以，广大师生应充分地认识到临床教学的重要意义。

第二节　临床学习环境

一、医院的临床学习环境

与学校里只有师生参与的教室学习环境不同，临床学习环境作为一个整体概念，是指影响学生学习效果的各种因素的总和，由临床护理人员、护理教师、护理对象、实习学生、辅助人员、护理模式等组成。我们将对这一环境的组成方面逐一进行分析。

（一）临床护理人员

临床护理人员，特别是病房护士长是影响临床学习环境的最主要因素。病房护士长不仅要控制和管理这一实践场所，而且是护理实践的角色榜样。病房护士长的领导方式、工作方式、性格特征等直接影响学习环境的有效性。下面介绍有关学生认为有助于临床学习的护理人员特征。

1. 尊重学生　护士长和其他临床护理人员应确保以热情友好、宽容和善的态度对待学生，尊重和关心学生，使学生感到易于接近并且可以获得支持和帮助，从而促进学生自尊、自信的发展。

2. 小组团队精神　临床护理人员组成一个工作小组，他们之间相互团结、相互支持及相互合作可以创造出良好的气氛。这种团结向上的气氛有利于学生发展集体主义精神，并能够促进学习。临床护理人员应把学生看作临床工作小组的一部分，从而使学生感到自己是集体的一员而不是被排斥在小组之外。同时，临床护理人员互相学习，积极钻研业务知识，努力提高专业技术水平，有助于建立良好的学习气氛。这种气氛良好的学习环境可以促进学生积极主动地学习，也更有利于团结。

3. 合格的护理实践　由于临床护理人员对学生起着角色榜样的作用，因而他们自身在各自专业上的实践能力和工作质量及态度、行为、作风将直接影响到学生的学习。临床

护理人员高质量的护理实践是创造有效的临床学习环境必不可少的条件。

4. 教学意识　临床护理人员作为学习环境中的一个重要方面，应该愿意用各种方法进行教学，并尽可能地为学生提供各种学习机会和尽量好的学习条件，如为学生提供必要的参考书，鼓励学生提问，参加医疗查房、护理查房，查阅病例记录，执行各项护理操作，以及观察、学习新的技术操作过程。

（二）临床教师

一名好的临床教师对于临床学习环境起着举足轻重的作用，他们应具备以下能力：

1. 授课能力　包括认真备课，准备各种教学用具，授课语言精练，口齿清楚，条理性强，富有逻辑性。能运用恰当的语调，语言幽默，态度和蔼，注重形体语言的运用，并及时对学生的反馈做出反应等。

2. 提问能力　提出的问题清楚、明白，涉及的范围广，且需要问一些运用性、分析性、比较性、综合性以及评价性等高层次的问题。应鼓励学生根据自己的学习需要提出问题并准确地评价自己的表现。

3. 解决问题能力　包括描述问题、分析影响因素、收集资料、进一步分析资料、寻求解决方法以及应用这种方法去解决问题并予以评价。

4. 组织讨论能力　包括明确讨论目标并做出计划，指导讨论以及总结讨论结果。

5. 评价能力　能根据实习的具体目标，按照一定的客观标准评价学习效果。

（三）其他专业工作人员

作为临床工作人员的一部分，医生、理疗师、营养师、检验医师等也都是临床学习环境的重要组成部分。他们对待学生的态度，自身的实践能力以及教学意识等也同样影响护理专业学生的学习。病房护士长或者临床带教教师应该争取其他工作人员的帮助，使他们认识到自己是学生学习的一种资源，从而尽可能为学生提供各种学习机会，例如让学生参加医疗查房及各种专业讲座，观看新技术、新操作等。

（四）辅助人员

在临床上，学生会遇到各种辅助人员，如搬运工、卫生员、护理员，他们中有一些是在临床长期工作的，有一些则只是从事临时工作，但都会对整个临床学习环境产生影响。一些长期在临床工作的辅助人员无形中扩大了他们自己的角色范围，例如，他们会给患者测脉搏，由此可能会给学生实习造成潜在困惑，因为学生从他们那里学到的是不正规的、甚至是错误的技能。此外，有些长期在某区域范围从事服务的辅助人员，可能由于各种原因干预到教学过程，影响教学效果。当然，更多的临床辅助人员为建立良好的临床学习环境积极地做出了贡献，他们努力让学生感到亲切，使学生感到轻松自在、受到关心和帮助。

（五）实习学生

实习学生本身就是临床学习环境中的一部分。有效的学习环境会鼓励学生为自己的学习负责任，主动寻求学习机会。如果学生可以自由提问并被允许持反对意见，会有助于学生提高评判性思维和判断能力。在同一临床区域中，可能还会有其他相同或不同年级的学生共同实习，学生彼此之间也会产生影响。应该记住，同学之间的相互支持是非常宝贵的。因此，教师可以安排学生一起实习，共同讨论解决问题的方法，做出决策。

（六）护理对象

患者或护理对象的许多特征可以对学生的学习环境产生很大的影响，例如患者所患疾病的类型。在急性病区，特别是危重症患者较多的重症监护病房（ICU）和心血管病重症监护病房（CCU），患者病情重、技术操作多、护理难度大，这在增加护理工作"魅力"的同时，也会对这些还没有足够信心来完成这些技术的学生造成很强的应激。在某些病区，如产科，患者的周转率很高，这可能会影响学生全面收集资料进行评估的过程。在消化科，患消化性溃疡的年轻患者可以创造一种愉快和谐的乐观气氛，与学生及工作人员之间建立融洽的关系和友谊，学生们便会乐于在这种气氛中学习。患者的其他一些特征，如性格特点，是否与医护人员合作等也都影响着学生的学习。

（七）护理模式

学习环境的另一个方面是临床所采用的护理模式，如责任制护理、功能制护理或小组制护理。在实行责任制护理的病区，学生可以应用护理程序进行护理评估，发现护理问题，制订护理计划，采取相应措施并评价护理效果。这既可以帮助学生学习系统地护理患者的方法，又可以发展他们分析问题、解决问题的能力。同时，学生们还获得了承担责任、做出决策的机会。

与责任制护理不同，功能制护理以任务为中心，将护理工作简化成一系列分开的、各不相关的任务，很少考虑患者或服务对象的整体需要。在实行功能制护理的病区里，学生只学会了如何完成任务，失去了系统地照顾患者的机会，从而限制了学生们分析问题、解决问题、综合判断能力的发展。

（八）教育机会

前面已经提到，所有的临床工作人员，包括临床教师、临床护理人员以及其他专业技术人员，都应该尽可能地为学生在临床进行观察和讨论等提供学习机会。除此之外，制订一些比较正式的学习计划也有助于指导学生学习。例如组织一些专题教学讨论，请临床专家进行讲座。

（九）物理环境

尽管每个学生可能会对临床物理环境（包括颜色、气味、声音以及建筑结构等）产生不同的反应，对于那些环境适应性较差的学生，临床的现实状况可能会对其造成很大的应激。

二、社区的临床学习环境

当学生在社区进行学习时，环境也非常重要。很明显，社区的学习环境与医院的学习环境有很大的差别，特别是当涉及去患者家中进行访视时。社区临床教学常常在社区或家庭中进行，服务范围广，通常大量的教学活动是通过观察来完成的，常需要离开患者家之后再进一步进行讨论，这就要求教师具有良好的人际交往能力和沟通技巧。此外，与住院患者不同，在社区的护理对象多是健康人或处于康复期的患者。尽管在社区面对的情况不像在医院紧急，但是它要求社区护士能够相对独立地解决问题，良好的社区学习环境更有利于培养学生独立分析问题、处理问题的能力。

三、临床学习环境对学生心理的影响

临床学习环境中的各个组成部分对学生心理的影响主要是使学生产生不同程度的焦虑。焦虑是当个体预感到威胁或障碍时产生的一种不愉快情感，它可以导致个体整体觉悟度的提高或降低。每一个个体都有其最佳的觉醒程度，在这种最佳程度下，个体的工作效率最高。当觉醒程度过高或过低时，完成学习任务的能力就会退化。图 5-1 显示了觉醒水平与人的工作效率之间的关系。可以看出，当个体觉醒程度低于或超过最佳时，他的学习和作决策的能力就会下降。学生在大多数临床或社区场所都有可能遇到各种各样的问题和产生不同程度的焦虑，例如，面对一名濒临死亡的患者，学生的焦虑程度就会严重。当然，工作本身的压力也具有很大的应激性和挑战性，例如在急诊或重症监护病房护理患者时，学生还不能确信自身具有真正的实践能力时，也会产生焦虑。

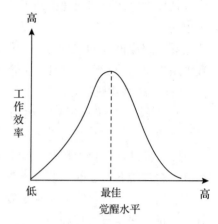

图 5-1　觉醒水平与工作效率的关系

四、临床教师的态度或行为对学生的影响

在整个临床教学过程中，临床教师的态度或行为也会对学生的学习产生极大的影响，临床教师的良好教学行为是对教学效果的重要保证。一些研究报告了学生们认为临床教师影响学生学习的行为如下：

1. 有助于学生学习的态度或行为　愿意解释并回答学生的问题；关心并尊重学生；鼓励并表扬学生；指出学生的进步；具有幽默感；声音、语调愉快；当学生需要时随时会出现在学生身边；对学生指导方法得当；表现出自信并信任学生等。

2. 不利于学生学习的态度或行为　使学生有威胁感；嘲笑、讽刺学生；行为傲慢；轻视学生；在其他人面前纠正学生的错误等。

临床教师应该尽可能地尊重、鼓励、支持学生，相信学生的能力，平时工作中采用友善的态度和行为关心学生，从而减少学生们的焦虑，促进学生学习。临床教师还应注意积累经验，与学生共同学习、相互学习，增加学生的自信心和学习动机。

第三节　临床教师的角色及其选择

一、临床教师的角色

由于临床教学的复杂性，临床教师也扮演了众多的角色。临床教师应具有现代护士的专业角色，同时又承担教师的角色，既是护理实践的参与者，又是护理专业的教育者。护理实践参与者包括提供照顾者、健康教育者、管理者和决策者、患者利益的维护者等诸多

角色；教育者的角色又进一步延伸到包括技术顾问、咨询者、支持者、研究者和改革者、评估观察者和计划者以及促进者在内的许多角色。

临床教师的教育者与护理实践参与者的角色有时是重叠的，有时是分开的。这两种角色对于学生来讲都是需要的。临床实践能力对于教师是非常重要的，因为这些知识和经验可以帮助学生综合基础理论知识与临床实践。临床教师作为护理照顾者，可以成为学生的角色榜样，学生从教师身上可以学习到护理人员应该怎样与被照顾者沟通、交流，如何思考问题、解决问题和采取行动。但是，作为临床教师，其教育者的角色应该是第一位的，教师最主要的职责应该是对学生负责。以下分别介绍护理专业教师的角色。

（一）护理实践参与者

1. 照顾者（care-giver） 运用护理程序进行护理实践是临床教师的基本技能。护士在各种健康保健机构和场所为服务对象提供照顾，进行健康宣传和教育，以帮助患者减轻痛苦、恢复健康，帮助照顾对象维护健康、预防疾病发生，同时满足照顾对象生理、心理、社会、精神等各方面的需要。参与护理实践包括保持良好的环境，协助照顾对象使之感觉舒适，减少应激，预防交叉感染发生，给予合理的、适合被照顾者的健康指导和宣教，与其他人员合作执行诊疗和护理计划等。

2. 健康教育者（health educator） 临床教师是护士的一员，可以在医院、家庭和社区等各种场所行使其健康教育者的职能。例如，在医院，教育患者和家庭成员了解有关疾病的用药、治疗和护理方法以及康复的知识，帮助患者适应患病期间及其日后的生活等；在社区，教授人们预防疾病、避免意外伤害、促进健康的知识和方法；护士还有教育其他健康服务者，以及向有关政府机构提供健康报告和建议的责任。社会对护理教育者角色的需求将越来越大。

3. 管理者和决策者（manager and decision-maker） 每个护士都在执行着管理和决策的职责。临床教师作为管理者，要管理与教学相关的物质资源、人力资源和计划资金的使用，制订护理教学计划等。作为一名普通护士，要管理患者及其相关人员，为服务对象制订护理计划，组织诊疗和护理措施的实施，以解决患者的健康问题，帮助患者做出决策等。

4. 合作者和协调者（cooperator and coordinator） 现代护理学要求护士与服务对象、家庭以及其他健康专业人员紧密合作，以更好地满足人们的需要。在包括护士、医生、营养师和康复技师等人员组成的多学科小组中，大家要在一些方面达成共识，如患者的需求、治疗和康复方案以及所采取的具体方法，并且相互配合和支持。更重要的是让患者及其家庭参与到诊治和护理过程中。患者所获得的照顾来自各种不同的健康专业人员和非专业人员，护士作为协调者应指导、计划和组织好各类人员为患者提供服务。

5. 患者利益的维护者（vindicator of clients' benefits） 患者在住院前、住院中和出院后会接触许多健康服务者，作为患者利益的维护者，护士有责任帮助患者理解从其他健康服务者那里获得的信息，并补充需要的信息，以协助其做出有关决定。同时，护士有保护患者的利益和权利不受损害的责任。

（二）教育者

1. 评估者与计划者（assessor and planner） 护理教师需要评估临床学习环境，观察学生对临床教学的态度及在临床中的表现，并对学生的期望和标准进行评定，公平地评估每一位学生。临床教师还要观察患者，了解患者的情况，并与其他医务人员讨论、协商，对一些可能出现的问题做好周密计划。作为计划者，临床教师要评估学生的准备情况，尽量为每一位学生提供学习机会。在做评价时，承认学生做出的努力，以维护学生的自尊并树立其自信心，为其进一步的提高提供建议。

2. 促进者和支持者（encourager and supporter）　临床教师作为学生学习的促进者，一方面要督促学生在实践中体现理论的指导，另一方面又要鼓励学生自学，并为其提供资源。教师不仅要鼓励学生积极操作，而且要注意激发学生的创造力。作为支持者，要鼓励学生澄清学习要求，帮助学生明确所关注的事情，提供一些减轻其临床学习压力的方法，同时发展学生独立解决问题的技巧等。

3. 咨询者和技术顾问（inquirer and counselor）　作为咨询者，临床教师运用沟通技巧和熟练的教学方法，鼓励学生在临床与照顾对象交流时勇于发现问题，积极提问，讨论其感受和承受的压力。学生在处理具体问题时遇到困难，为学生提供相应的知识和解决问题的方法，帮助其选择最佳的解决方案。具体做法可以有：刺激学生认识，并分析他们每天遇到的问题；鼓励学生记录他们的想象与现实的不同；对学生提出的问题进行计划和合作讨论等。

4. 研究者和改革者（researcher and reformer）　用科学研究的方法解决护理实践（特别是理论与实践的结合）、护理教育、护理管理、护理伦理等各个领域的问题是护士的职责，同样也是临床教师的一种角色功能。教师要与学生建立合作关系，刺激学生的需求并提倡发掘知识。同时还要勇于改革，在实践中通过应用和检验护理研究成果等方法，不断改革护理服务方式。引进一些新的方法评价学生的个人能力，拓展学生实践能力，进行更高标准的考核。临床教师可以是一个观察者，注意观察学生的表现，以便于以后进一步进行讨论和评价；临床教师需要参加到实践中去照顾患者或服务对象，与其进行交谈并对其进行健康指导，通过榜样的作用对学生进行引导。同时，教师在学生和护理对象之间还可以起到缓解矛盾、避免尴尬情况的作用。

此外，临床教师应该关心教育心理学和认知科学研究的新进展，通过运用认知、学习、记忆及动机等方面的知识来评价新的研究，并尝试应用新的教学方法。另一个需要引起重视的是临床教师在课程设置发展方面所起的作用。课程内容是临床实践的基础，临床教师应积极地评价课程设置，使之与学生的需要同步；同时还可以通过临床护理研究来完善课程设置、发展新的教学方法，提高教学质量。

二、临床教师的选择

临床教师作为护理教学工作中重要的一员，必须满足一定的任职条件和要求，才能保证临床教学的质量。一般对临床教师有如下要求：

1. 个人素质　临床教师应该有渊博的专业知识和文化科学知识，除要精通本学科的基础理论、专业知识、专业技术外，还必须有较深厚的文化修养；要懂得教育科学规律，学会教育技巧，更好地调动学生的积极性、主动性和创造性，激发学生的求知欲；临床教师要有勇于探索，富于进取精神和学术上的创新能力；要有高尚的道德品质、良好的医德医风，做学生的楷模。

2. 知识结构　临床教师知识结构包括临床教师的基础医学和护理专业知识、文化科学知识、教育学和心理学知识等。临床教师的专业知识必须精深，不仅要掌握和理解临床教学大纲的要求，而且要了解本领域的学科进展。随着现代医学模式的转变，临床教师在具有一定专业、学科知识的前提下，还应该具有教育学和心理学的知识，这对提高教学效果也具有重要的作用。

3. 能力结构　是指运用知识的能力，包括教学能力、自学能力、研究能力、思维能力、表达能力、应急能力和组织管理能力等。在组织教学中，能做到理论联系实际，抓住重点和难点，深入浅出地传授知识和技能，根据制定的教学大纲和目标，组织实施教学活动。在组织教学中还要注意结合临床具体情况，进行教学改革，树立符合时代的教育观念。

4. 职业道德　临床教师要热爱本专业的教育工作，热爱学生，关心学生的成长，具有良好的职业道德，乐于助人，为人师表，以身作则。在工作中具有高度的责任心，严于律己，关心、体贴服务对象的疾苦，耐心、细致地根据学生的具体情况因材施教，做到既教书，又育人。

第四节　临床常用的教学方法

临床教学与课堂教学有很大的区别，临床教学很少采用说教式，大部分是以教师与学生一对一或小组的形式进行的。在这种场合，学生与教师之间建立起良好的关系是非常重要的，因为工作的需要，教师和学生之间需要有大量的密切接触和相互合作。

在临床教学中，教师需要持续注意学生的学习积极性、理解能力及操作技能等情况，了解其在其他科室的学习时间和学习情况。教师必须针对不同的学生采取不同的教学方法。

根据临床教学的特点，护理学专业临床教学常用以下教学方法。

一、带教制

带教制是一种常用的个体化的临床教学方法。一般是一名教师带一名或几名学生，学生在每天的临床实践中与一个角色榜样共同工作。临床教师的高质量监督是学生巩固知识、发展专业技能的基础。带教制充分体现了"以教师为主导，学生为主体"的教学模式，是一种行之有效的方法。

带教制的组织方法主要是教师在学生进入临床之前，根据教学大纲和学生数量选择合适的教具和护理服务实践对象。学生进入学习环境以后，由教师组织学生参观或进行操作练习。此时，教师可以采取"一看二练三放手"的方式逐步指导学生进行护理操作。

带教制作为一种临床教学方法，其特点在于这种经历有助于增进教师的知识和技能；教师发挥了自身价值，感到被需要并受尊敬，增加其教学工作的满意度；改善教师的人际关系等。同时对学生也有相当多的益处：学生同一位合格的临床带教教师一起工作可以获得许多有价值的帮助；带教教师能够为学生选择最适合的服务对象，并通过照顾这样的患者达到学习目标；在带教教师的监护下，避免工作中的失误，杜绝差错事故给患者造成的损失；在教师的指导下，结合服务对象的特点，可以进行一些专题研究，在实践中锻炼自己的科研和创新能力。

当然，带教制也会给临床教师带来一定的压力。压力一方面来源于重复的带教过程及额外花费的时间、精力，例如带教教师需要指导学生的护理实践，同时要解答学生的问题并为学生的行为负责；另一方面，带教教师与学生之间的性格及教育背景的不同也可以造成压力；此外，压力还可以来源于对学生进行评价的过程以及遇到表现差的学生等。另外，缺少有效的奖励机制，也会使带教教师丧失带教积极性。为了保证带教制的质量，必须遵循带教教师的选择原则选择临床教师，同时要重视为带教教师提供必要的培训机会。

采用带教制时应注意教学医院与学校的密切配合，注意良好的沟通，建立相互信任和尊重的关系。学校教师也可以定期邀请临床带教教师、学生以及其他参与教学的人员举行座谈会，讨论带教过程中存在的问题，共同商讨解决问题的具体办法。

二、实习前、后讨论会

实习前、后讨论会是现今护理临床教学中较普遍运用的方法。此种教学方法可以极大地发挥临床实践基地的作用，是学生获得临床学习经验的重要组成部分。实习前讨论会一般需要半个小时，然后是与患者的交流和执行护理操作，最后是半个小时的实习后讨论会。

在实习前讨论会上，教师要明确学生的实习目标、实习内容及实习要求。通常，临床教师在实习前一日选择患者，学校教师和临床教师共同备课，教师在实习前一日或当日开始实习前向学生说明实习安排。教师通过提问或参加学生课堂学习的方式评估学生对护理问题的理解程度、观察问题的能力，从而获得足够的信息，以便更好地组织教学。临床教师还要注意指出学生对某些问题理解的偏差和不可行之处。当然，作为临床教师，也要结合具体情况，必要时可以对教学案例做临时调整，以保证教学计划的落实。

实习后讨论会可给每一位学生提供一个重新认识、分析自我学习收获的机会，在评价当日实施护理活动的有效性，分享学习成果的同时，通过其他成员的帮助，获得建议，解决疑问。实习后讨论会应由学生自己主持，教师只是扮演一名顾问的角色，在整体上控制会议的进展，激发学生的思维，反馈信息，同时做总结性发言。教师要注意尽量让每一名学生都有参与机会。学生通过实习后讨论会，逐渐变得可以主持、组织小组会议，个人专业思想和技能逐渐得到进步和发展，也促进了个人的成长。

临床实习前、后讨论会不仅为学生提供了一个将理论与护理实践结合的途径，而且为学生提供了参与实践活动、主持小组会议和锻炼技能操作的机会。通过自己做，获得经验，使学习得到了很好的强化。

三、临床查房

临床查房是临床工作中为了提高医疗护理质量及临床教学水平而采取的一种较好的教

学方式，是为了提高学生的认识能力而采取的一种加深学生对某个问题认识的一种教学方法。它实质上是一种内容比较充实、为了学生达到学习目的而设计、由多位有临床经验的临床教师共同参与的学习会议。通过临床查房，学生可以记录查房的过程，查房中解决的主要问题，提出自己不明确的问题，以及查房教师在处理患者疑问时采取的方法，从而为自己以后的工作提供借鉴和指导。

临床查房有医疗查房和护理查房。学生通过参加医疗查房，可以知道患者所用的治疗方案和存在的医疗问题，以及整个治疗计划，了解医疗小组在患者照顾中所扮演的角色，从而更加理解自身工作的性质和范畴，同时明确处理原则，增强医护合作，提高工作质量。护理查房可以帮助实习学生明确患者的护理问题和应采取的护理措施，以及针对此类患者制订护理计划的方法。同时每一位学生还可以向查房教师学习处理护理问题的步骤、手段，以及工作技巧的运用等。

学生在参加查房时避免用一张纸作记录的方式，因为它们很容易被丢失。在查房结束时，请查房教师对一些特殊的问题作进一步的讨论和解释是十分必要的，这样才能帮助学生学习到真正的知识。

四、专题报告及研讨会

专题报告及研讨会是指对于临床护理发展的新概念、新理论、新方法、新技术等进行专题讲座和研讨，以期引入新知识，拓宽学生的眼界，开阔学生思路，提高学生的能力。

专题报告及研讨会的过程类似于组织一个会议。首先要依据专题内容和研讨的项目制订一份详尽的计划，选择合适的地点，报告人准备好报告材料和讨论稿。然后组织专题报告，鼓励学生积极参与和记录，最后做出总结。理想的情况下，应该邀请所有病房护理的人员参加护理研讨会，对某一个或某几个患者的护理活动进行全面讨论和评价。如当实行责任制护理时，每个护士都要解释其所负责患者的情况，护士长和其他护士就患者病情的特殊方面提出疑问，大家共同讨论，以一种轻松、愉快的气氛鼓励大家学习就是很好的研讨会形式。病房专题报告及研讨会为学生和临床护士提供了一个良好的相互学习的机会，同时还可以锻炼大家在公众面前充分表现自己的能力和在同事面前报告的信心。

专题报告与研讨会的主要特点是新颖，学生可以学习到许多前沿的专业知识，并且可以对临床的实习进行评判性分析，为自己以后的工作或学习提供参考。

在组织专题报告或讨论会时，要注意激发实习学生的热情，促进大家的积极参与和思考。对于研讨中不能做出结论的内容，要鼓励学生的创新意识，并保证可以安排再次研讨等。

五、其他临床教学方法

除以上方法外，临床教学中还有一些较常用的技巧可以帮助学生达到较好的学习目的，如临床学习项目、个案研究、病房交班报告及科研课题。

1. 临床学习项目　是指在临床护理工作中建立的为促进本科室或单位护理实习学生完成学习目标的项目。它的目的是为学生在实习期间提供一个系统的学习经历。临床学习项目应该是一个具体的计划，主要包括：①目的和目标，即学生应该获得哪些知识和技能；②达成目标所用的技术，如小组教学报告、参观；③项目评价，对学生和临床教学进行评价等。

2. 个案研究　是对一名患者的健康问题进行全面的分析和研究，它比制订一个护理计划更深入、更具体。在采用个案研究方法教学时，教师把患者的临床病情摘要交给学生，这些内容为学生的护理实践提供了真实的材料。学生根据资料制订出他们认为恰当的护理计划，然后再与真正实施的护理措施进行比较和讨论。个案研究为学生提供了良好的学习机会，扩展了知识面，发展了解决问题的技能，促进了评判性思维，培养了决策能力，增强了书写的逻辑性等。教师组织个案研究时，最好避免利用模拟的病例，因为学生经常会问："这些病例是真实的吗？"如果答案是否定的，就会导致学生失去学习兴趣，而且也将意味着在学习结束时没有真实病例依据可比较。

3. 病房交班报告　这是病房日常管理的一部分，每个实习学生均会遇到，虽然各个病房之间的报告形式有很大差异，但都包括互动性的报告方式，即报告内容是由病房全体工作人员共同参与和讨论形成的。这种方式可以帮助学生熟悉整个病房的情况，掌握书写报告的方式，指导工作和实践。

4. 科研课题　是指应用一个小的科研形式，通过对一定范围内不同患者的研究来检验护理工作的某些方面。例如研究减少压疮的护理措施。在我国护理本科生的教育中，一般是在毕业前的专题训练中安排学生参与研究某一个课题，这种方法不仅能够锻炼学生的科研和创新能力，而且能够促使学生对某些问题进行深入思考。

 习题

一、单项选择题

1. 临床教师提供给学生观察资料并明确观察的目的和对象这一过程是培养学生的哪一项能力

    A. 临床实践能力　　　　　　　　B. 组织管理能力

    C. 临床科研能力　　　　　　　　D. 观察能力

2. 作为咨询者，临床教师需要

    A. 为学生提供相应的知识和解决问题的方法，帮助其选择最佳的解决方案

    B. 引进一些新的方法评价学生的个人能力

    C. 拓展学生实践能力和临床科研能力

    D. 对学生进行高标准考核

3. 社区的临床学习环境相对于医院的临床学习环境更有助于培养学生以下哪一项能力

    A. 独立分析问题、处理问题的能力　　B. 教学能力

    C. 科研能力　　　　　　　　　　　　D. 合作能力

4. 其观点往往对改进教学提供了很重要的参考意见，是完成教学活动关键因素的是

    A. 教学方法　　　　　　　　　　B. 环境

    C. 课程　　　　　　　　　　　　D. 学生

5. 临床护理人员，特别是在病房，其角色是影响临床学习环境的最主要因素，其领导方式、工作特性、性格特征等直接影响学习环境的有效性。这个角色是

    A. 实习学生   B. 医生

    C. 护士长   D. 主管护士

6. 社区临床教学常常在社区或者是家庭中进行，服务范围广，通常大量教学活动的完成需要通过

    A. 动手实践   B. 讲授法

    C. 观察   D. 自学

7. 带教制是一种行之有效的方法，其充分体现的教学模式是

    A. 以学生为主导，教师为主体   B. 以教师为主导，学生为主体

    C. 学生和教师均为主体   D. 以教师为主体，学生参与

8. 采用带教制时应注意的是

    A. 学生具有一定的自主性

    B. 教学医院与学校密切配合并建立良好的沟通

    C. 教学医院不需要与学校进行沟通

    D. 学生自己选择带教教师

9. 临床学习环境中的各个组成部分对学生心理的影响主要是使学生产生不同程度的

    A. 焦虑   B. 自卑

    C. 挫败感   D. 抑郁

10. 下列哪项是在整个临床教学过程中，不利于学生学习的态度或行为

    A. 嘲笑、讽刺学生   B. 尊重学生

    C. 具有幽默感   D. 信任学生

二、简答题

1. 临床护理教师需要具备的能力有哪些？

2. 在医院中，护理学专业的临床教学具体内容包括哪些？

3. 学生认为有助于临床学习护理人员的特征包括哪些？

三、论述题

带教制的特点有哪些？

在线答题

第六章 护理教学评估与评价

第六章数字资源

教学评估与评价作为护理教育教学管理的关键环节和重要机制，是保证护理教育教学系统正常运行、不断优化的重要手段，在学习和教学过程中发挥着不可替代的重要作用。本章将介绍护理教学评价的基本概念和分类、教学评估和评价方法以及试卷的编制及质量分析的相关内容。

第一节 概　述

教育过程的有效性应根据教育评价的结果来判定。教育评价经历了从考试、测量到评价的漫长历史发展过程，评价始终伴随着教育、教学的全过程。学习和了解评价在教学中的应用历程，可以促进人们深入理解评价的内涵，并提高其对护理教学评价的认识水平，从而促进和提高护理教学质量。

一、评价的相关概念

（一）测量、评估与评价的概念

1. 测量　是根据一定的规则对事物进行量的测定，是一个数量化的过程。即给某一个体或事物的某种特性打分或计数。如测量人体的体重、血压，这些人体的特性都可以通过工具（如体重计、血压计）的测量，获得具体的数值，如体重 70 kg、血压 115/75 mmHg；同时这些具体的数值可以为我们提供人体这些特性的信息。人们对其某一特性进行数量化的过程称为测量。

2. 评估　相当于测量，它除可用于对事物进行量的测定外，还可以用于测定事物非量化的价值，如对人的某种行为特点、态度等特性进行测评，如采用观察法可以评估患者在住院期间的情绪状态，是否有焦虑、恐惧等。

3. 评价　是判断个体特性价值的过程，即对照一定的标准进行判断。可通过测量或评估获得个体特性，然后对照一定的标准进行判断。如护理学专业学生在完成毕业前临床实践后，需参加毕业考试，成绩合格者准许毕业并获得学位，但若某学生毕业考试成绩为54分，对照标准（60分为及格）来判断，该学生未能达到标准，根据学校学籍管理标准和毕业标准进一步综合判断，其结果是该学生可以毕业，但不能获得学士学位，这就是一个评价的过程。

从以上的概念可以看出，测量、评估和评价之间存在一定的关系：①测量一般用于可量化的事物，而评估则既可用于可量化的事物，又可用于非量化的事物；②测量和评估的本质是事实判断，即客观存在，事实判断是以客体的本质和规律为对象，它探讨客体"是怎样的""是什么"，探讨事物的现象、本质和规律等属性；③在测量或评估获得信息资料的基础上，才能开始评价的过程。评价是依据一定的标准进行事物的价值判断，因此评价实质上是价值判断。价值判断是以客体与主体需要的关系为对象，它探讨客体的价值属性，并以认识、情感、意志等多种形式的综合来反映客体与主体需要的关系。价值判断和事实判断是人们把握客观世界的两种不同方式，两者反映的对象、意义与参与的心理成分都有着质的区别。事实判断是价值判断的基础，只有在弄清事实的基础上才可能做出合理的价值选择。

（二）教学测量、教学评估、教学评价与护理教学评价的概念

1. 教学测量　是指应用测量手段对教学活动所做的量的测定。对教学投入、教学过程、教学结果、学生的能力等方面通过教学测量获得资料。如测量教学投入的资金量、投入的教学和教学辅助人员的人力资源情况等，都可用具体数字量化描述。

2. 教学评估　是对所设计的评估内容，根据一定的评估标准进行测量，并对测量结果进行统计、分析、整理、归类的过程。教学评估可涉及教学活动的各个层面，如评估社会对学校教学的需求、教师教学和学术水平、学生的思想品德等因素对教学质量的影响。教学测量是教学评估的重要手段之一。

3. 教学评价　是参照现有的教学目标，通过系统地收集信息，采用科学的方法对教学活动中的事物或人做出综合价值分析和判断的过程。教学评价的内容更为聚焦，可采取的收集教学信息的手段多样，其结果能够为评价对象的自我完善和有关部门的科学决策提供依据。

4. 护理教学评价　是以护理专业培养目标及课程教学目标为依据，通过多种科学方法系统收集教学信息，对人才培养及具体教学过程和效果进行的价值判断，其目的是保证最大限度地实现各级护理专业教育目标，提高护理教学质量，并对培养对象做出某种资格证明。护理教学评价一般包括对护理教师、学生、教学内容、教学方法手段、教学环境、教学管理等因素的评价。其中，学生学习效果和教师教学工作过程是评价的主要方面，可通过课程考试和问卷调查等测量方法获得量性资料，也可通过座谈和实地考察等途径收集质性资料。

二、教学评估与评价的发展及趋势

（一）教学评估与评价的发展

教学评价作为教学活动的一种形式，是伴随着教学活动而自然产生和发展的。教学评价的发展过程大体经历 3 个时期：教学评价产生和发展的萌芽期、教学评价的形成期和教学评价的发展期。

1. 教学评价产生和发展的萌芽期　在教学评价的萌芽阶段，教学评价的主要对象是学校的教学成就和效率，评估和评价的依据是学生各种能力测验的数据，评估和评价的主要手段是教学测量。在这一阶段，教学评估和评价的中心内容则是围绕对学生评估和能力的测量，重点在于如何客观地测量学生的能力，因而有许多学者致力于研究和开发用于测量能力和智力的客观化和标准化的工具。随着教学测量的发展，通常可用学生能力测量的结果（如升级率、退学率）来评价学校教学效果或者用于鉴定学校的水平和论证办学资格。

2. 教学评价的形成期　教学评估与评价形成期的突出特点是出现了以教学目标为依据的"泰勒评价模式"，形成了一套比较完整的学校评价体系，学校的鉴定制度日趋完善。1933—1941 年，在卡内基基金会的资助下，泰勒教授进行了课程与评价的研究，也就是美国教育史上最著名的"八年研究"，其主要的研究结果是：①教育是改变人类行动方式的过程；②教学评价是一种衡量达到教学目标的过程；③应从各个方面对教学活动进行评估和评价；④评估和评价的方法不仅是依靠纸和笔的测验，而且包括观察、调查和评定。为了鉴定"八年研究"的成果，泰勒教授以新的教育学理论为指导，吸收心理学的研究成果，以全面发展人的主要才能为目标，来研究和设计教学成果的评估方法，并于 1942 年提出"史密斯 - 泰勒报告"，这份划时代的教学评估宣言向全世界宣告：只有用教学评估的思想和方法才能达成新课程的目标，才能实现全面发展人的才能的目标。同时美国在这一阶段对学校鉴定工作也得到正常发展，教学评估和评价涉及教学活动的各个领域，如课程内容、教学计划、教学手段、教师行为及学生学习效果。评估和评价的基本依据是教学目标。评估和评价的主要手段除教学测量外，还包括观察、调查等多种方法，评估和评价更加注重系统性和综合性。

3. 教学评价的发展期　这一阶段教学评估和评价的思想及方法随着科技和社会的发展不断地变化，改变了泰勒模式的主导地位，出现了百家争鸣的形势，如 1956 年布鲁姆（B. S. Bloom）发表的教学目标分类学——认知领域；1963 年克龙巴赫（L. J. Cronbach）在《通过评价改进课程》中提出：评价者不仅要关心教学目标，检验教学目标达到的程度，更应关心教学的决策，评价和评估应注重教学过程，而不仅是教学结果。1966 年斯塔弗尔比姆（D. L. Stuffle beam）提出以教学决策为中心的 CIPP 评价模式，其中包括背景（context）评价、输入（input）评价、过程（process）评价以及结果（product）评价。1975 年比贝（C. E. Beeby）认为评价应为系统地收集信息和解释证据的过程，在此基础上进行价值评定，目的在于行动。同时，美国成立了国家鉴定委员会，主持全美的教学鉴定工作。分析美国教学评估和评价的发展历程可以发现，教学评估和评价的范围扩大化、目的明确化、手段科学化、形式多样化，教学的评估和评价已经成为推动教学进步的一种科学管理方法。

（二）教学评估与评价的趋势

目前，我国高等教育已基本形成了常态监测、自我评估、院校评估、专业认证和国际评估"五位一体"的高等教育质量保障体系。2020 年中共中央 国务院印发的《深化新时代教育评价改革总体方案》中提出："要坚持科学有效，改进结果评价，强化过程评价，探索增值评价，健全综合评价，充分利用信息技术，提高教育评价的科学性、专业性、客观性……到 2035 年，基本形成富有时代特征、彰显中国特色、体现世界水平的教育评价体系。"实现新时代高等教育内涵式发展的核心是质量文化、方向是成效评价、方法是多元评价。为进一步深化教育体制改革，健全立德树人落实机制，扭转不科学的教育评价导向，从根本上解决教育评价指挥棒问题，教育部于 2021 年 1 月印发了《普通高等学校本科教育教学审核评估实施方案（2021—2025 年）》（以下简称《方案》），启动新一轮审核评估工作。《方案》在设计时坚持主动适应高等教育转段发展需求，更加注重立德树人成效评价，更加注重夯实本科教育教学基础地位，更加注重分层分类评估；继承发展上一轮审核评估成功经验，积极借鉴国际高等教育质量保障先进理念，全面对接新时代本科教育新要求。新一轮审核评估工作重点：强化评估结果使用，促进高校建立健全内部质量保障体系，创新评估方式方法，充分运用现代信息技术手段，采取线上与入校结合、定性与定量结合、明察与暗访结合，实现减负增效。

三、教学评估与评价在护理教学中的意义

教学活动是按照一定的社会和阶级的要求对学生施以全面的影响，因而运用科学的方法对它的内容、过程以及结果进行测量、评估和评价也就具有丰富的内涵。现代教学评估、评价的主要功能和根本意义，既不在于鉴定和选择，又不在于对学生进行警戒与鞭策，而在于根据一定的教学目标和标准通过系统地搜集教学过程的主要信息，准确地了解实际情况，进行科学分析，对办学水平、教学质量做出评价，为改进工作、开展教学改革和改善宏观的教学管理提供依据。

第二节　教学评估

护理教育是一门实践性学科，作为护理学科标志的高等护理教育在我国起步较晚，因而学习和研究科学的教学评估方法，对护理教育的各个方面进行全面评估，获得科学、真实和有价值的资料和信息，是提高和保证护理教学质量的基础。科学的评估对护理教学具有鉴定、诊断、反馈、沟通、导向、激励、监督和决策的作用。

一、教学评估的分类

教学评估是一个系统过程，依据不同的评估目的、要求，可从不同的角度分成许多类型，下面简介常用的评估类型及其特点。

1. 正式评估与非正式评估　正式评估即运用科学的方法和工具进行测试来获得资料，并对不同的资料进行整理、分类，再经统计学处理和比较分析。例如当前教育部制定的普通高等学校教学评估体系、日常教学中的期末考试、标准化考试以及临床结业考核等，均是正式评估；正式评估的另一特点是评估获得的资料是被法定机构认可的。而非正式评估则是个人的、主观的评估，它可以是从对学生每日行为的观察、从学生的练习以及非正式的接触或交谈中逐渐获得资料的过程。虽然非正式评估是个人的、主观的，但是有时通过非正式评估获得的资料又是非常真实的，它可以作为正式评估的必要补充。

2. 定量评估与定性评估　定量评估是指采用定量的计算方法，对评估的内容进行数量化的过程。而定性评估是使用描述性语言对评估对象"质"的特征、程度、状态和性质等非量化的资料进行收集、整理和分析的过程。例如，试卷测试后的成绩用百分制记录，

收集的学生学习资料是定量资料；对于某一门课程考核标准采用及格或不及格就是定性评估，或者是对学生态度的评估往往也是一种定性评估，例如新生入学后，评估学生对护理学专业的认识。

3. 外部评估与内部评估　根据评估过程中主体、客体关系可将评估分为外部评估（又称他人评估）和内部评估（又称自我评估）。例如，对学生进行评估时，按照传统习惯，教师是评估学生的关键人物，我们常常以教师为中心对学生的各个方面进行评估，评估的最终结果更多地考虑教师的意见和见解，这时教师对学生的评估就可归结为外部评估。随着人们对以学生为中心的学习和教学过程的重视，学生已成为教学的主体，在对学生的评估中就越来越多地包括了学生本人对自己的评估，这部分信息就是内部评估。

评估的分类方法多种多样，例如按照评估的对象还可以分为宏观评估和微观评估，按照评估的标准分为绝对评估和相对评估。每一种又各有特点，但是在实际应用过程中可以根据具体情况采用多种评估方式相结合，以便相互弥补，以达到全面、科学和准确收集信息资料的目的。例如，对学生的实习、教师的带教情况既可以采取定量评估，例如完成护理操作的次数、教师示范操作的次数；也可以用定性评估，例如学生的学习态度、对待患者的态度，教师的带教、备课的态度等方法。评估中还可以采用内部评估和外部评估相结合的方法，使评估获得的信息更全面、公正和真实。

二、教学评估的标准

教学评估应力求建立客观、准确、符合评估目的和实际的评估标准体系。教学评估的科学性体现在评估要符合事实、符合逻辑、符合规范、符合目的。无论所运用的评估是何种类型或是基于何种目的，任何有效的评估都需要符合一定的标准。一般从以下几个方面判断一项评估的科学性和实用性。

1. 真实性　又称效度，效度是指评估的有效性，即一个评估的结果与欲评估（测量）的属性之间相符程度的指标。也就是指一项评估实际上达到了多少它应该达到的目的，它是评估中最重要的一个方面。例如，我们需要评估学生的实际操作能力，采用笔试去测试，虽然试卷设计得非常完美，但是它无法真实地体现学生的操作水平，其有效性当然不可靠。真实性所代表的是一种程度概念，其有效性总是与评估的特殊目的、功能、范围相适应。效度一般可分为三大类：内容效度、结构效度和效标关联效度。

2. 可靠性　又称信度，它反映评估的稳定性，代表所得到资料的稳定程度。它是指一项评估对评估对象前后测量的一致性程度，即它不受偶然因素干扰的程度。也就是在相同的条件下，评估工具多次对同一组对象评估的结果或所得到的资料相同的程度。例如，将一种考试先后运用于同一组学生，不管两次考试的时间是否有间隔，比较两次测试的分数的相同程度。分数的一致性高，则可以说这一评估的信度较高；相反，则信度较低。在教学测量和评估中常用相关系数来描述信度的高低，称为信度系数。如果某一评估得到的资料完全可靠，不受任何因素的影响，前后完全一致，那么其信度系数为1。信度的主要作用：一是可用于估计评估结果的可靠性，一般标准化评估其信度应在0.90以上，通常要达到0.95；二是可以帮助教师提高设计评估工具的技能，通过对评估结果信度的分析，发现评估工具中的缺陷，如试题质量不高或题量不够，从而及时加以纠正，提高评估工具的信度，这也是提高评估的科学性所必须遵循的原则。

3. 区分度　任何测试、评估的目的都具有把那些能正确回答的人与不能正确回答的人区别开来的能力。区分度是指评估被评估对象反应水平的区分程度和鉴别能力。一般通过评估结果获得的信息资料与整个评估总结果之间的相关系数来表示评估的区分度。对学生进行一项测试，如果从测试结果中无法区别学生的类型，这项测试也就没有区别和鉴定的作用。

4. 实用性　设计一项评估当然需要将评估在实际中应用，评估是否能简单、方便地实施，即其是否具有实用性是十分重要的。评估的实用性也可称为可行性，它应包括三层含义：①在制定评估方案时必须考虑人力、物力、财力、时间及评估技术手段等多种因素的制约，只有充分考虑了以上因素的影响，评估才可行。②评估方案中不能只是抽象的概念，需要有具体实施的条文规定和可以操作的做法。③评估的指导思想和评估目的应该依据教学目标，切合实际。也就是评估在实际应用上有无时间、场所、经费等的限制，如果一项评估在应用的过程中有过多的限制条件或者是设计者没有明确的目的，而要求面面俱到，使评估过于庞大、繁琐，给实际工作带来很多的麻烦，最终使评估无法按计划完成，这种评估的实用性就比较差。评估的实用性要求评估的标准简明、可测量，评估的量化方法简便易行，评估的结果实事求是。

三、常用的教学评估方法

评估的方式多种多样，所涉及的评估内容、评估方式和方法都应紧扣教学评估的目的。教学评估是一项系统工程，在设计过程中，要求设计者要明确评估的目的、评估的对象，评估工具结构合理、指标体系符合教学目标的要求，收集信息的方法得当，资料分类、整理清晰，便于最终对照标准进行评价。在护理学专业教学中，常用的评估方法包括考核法、观察法、问卷法和访谈法等（有关试卷的编制将在本章第四节中详细介绍）。

（一）考核法

考核法（assessment method）是教学评估的主要评价方式，通过某种形式提出问题，考生用文字（笔试）或语言（口试）予以解答，并以此做出质量判断。由于它能按评价目的有计划地进行测量，故针对性强，应用普遍。在高等护理院校，考核法又可分为考查、考试和答辩3种方式。

1. 考查　一般是对学生学习成效的定性分析。对于无法或不必进行定量考核的知识内容或能力要求的课程，往往采用考查的方式。例如实验、实习或选修课程，可以通过课堂提问、课后作业、实验报告等形式，也可采取试卷形式来考查。考核结果可用优秀、良好、中等、及格、不及格等五级制表示，也可用通过或不通过来表示。

2. 考试　一般是对学生学习成效的定量分析。考试是院校评定学生学习成效的主要考核手段。成绩一般采用百分制评定，根据形式分为口试、笔试及操作考试等；根据答卷要求分为闭卷考试和开卷考试；根据考试时间分为期中考试和期末考试等。考试形式多样，各有特色，根据教学目标和内容进行合理选择。一般考核知识多用笔试，考核口头表达能力及应变能力用口试，考核操作技能用操作考试。

3. 答辩　在高等院校经常采用答辩作为毕业考试的形式，不同于一般考核中对于某个知识点问题的回答，而要求学生具备一定的学术探讨能力和思辨能力。答辩时，学生首先汇报研究论文，阐述自己的学术观点。教师或专家对其汇报内容提出问题或质疑，学生有针对性地为自己的学术论点辩护。答辩后，专家组讨论答辩情况，给予学生等级评定。

（二）观察法

观察法（observation method）是观察者对评价对象在自然状态下的特定行为活动和表现形式进行观察和分析，获取评价信息的一种方法。观察法主要了解评价对象的表情、动作、语言、行为等，可采用行为描述、轶事记录、评定量表等方式记录观察结果。在护理教学评价中，观察法是操作技能和临床见习、实习考核的基础。观察法是观察者在现场直接的感知和判断，具有真实性和客观性。但鉴于观察者能力及其他主观干扰因素的存在，也会出现失真的情况，资料记录和整理较难系统化。

（三）问卷法

问卷法（questionnaire method）是通过精心设计的书面调查项目或问题，向评价对象收集信息的方法。问卷法是教学评价中常用的方法之一，具有便捷、高效和可定量分析等特点。根据回答方式不同，问卷中的项目或问题可分为封闭式（结构式）和开放式（非结构式）两种。封闭式问题提供备选答案，供选择或排序；开放式问题要求写出具体情况或看法。在实际运用时，两种方式常常结合起来，主要以封闭式问题为主，辅以若干开放式问题，以便收集更加全面的信息。问卷法根据调查题目的设计，既可掌握评价对象的客观情况，又可了解动机、态度、心理、需求等主观反应，可获得全面、完整的评价信息。目前，量表式问卷较多用于对护理专业学生情感态度、兴趣动机和人文关怀品质等方面的评价。

（四）访谈法

访谈法（interviewing method）是通过与评价对象进行交谈而获取有关信息的方法，获得的信息主要是评价对象的自我陈述内容，可作定性分析。该方法能有效地收集学生在学习态度、需求和观点等方面的资料信息。根据访谈人数的不同，可分为个别访谈和集体访谈。访谈法的实施程序比较灵活，适用于调查对象较少的场合，便于双向交流信息。首先，要确定访谈的对象，访谈对象应是知情者，能提供评价信息；其次，要确定访谈的内容，要围绕评价的中心拟定访谈提纲；最后，要控制访谈过程，具备访谈技巧，建立和谐、融洽的访谈情境。一般访谈现场采用速记方式，突出重点，尽可能保持访谈内容原貌。也可在征求访谈对象同意的情况下，采用录音方式，然后再整理。访谈法对访谈者要求高，访谈者的价值观、偏好、态度和交谈方式等会影响被访谈者的反应。另外，对访谈结果的处理和分析也比较复杂。

四、临床能力评估

培养称职的护士是护理学专业教学的基本目的，称职是适应某种特殊社会环境的综合能力。在对护理学专业学生的临床能力进行评估时，就应考虑到称职的各个方面。如一名称职的护士，应热爱本职工作，要具有处理临床问题的知识和技能，还要具备处理医护关系和护患关系的能力等，因此在评估时应考虑称职所包含的整体性。通过客观观察和主观判断相结合，全面、公正地评估学生的临床能力。对学生临床能力的评估可采用间断性评估与连续性评估相结合；试卷评估与实际操作评估相结合；正式评估与非正式评估相结合等多种形式。

（一）临床能力的内涵

在护理领域，临床能力也称临床护理能力，是护理人员为顺利完成以患者为中心的整体护理活动，运用知识和技能解决临床护理问题的能力。对于护理专业学生来说，临床护理能力涵盖技术操作能力、评判性思维能力、沟通协调能力、整体护理能力、临床决策能力、健康教育能力、信息利用能力及自主学习能力等。这些能力的培养贯穿整个护理专业教育过程，教育者可以分阶段对学生进行考核评估，按照各阶段特点确定评价内容。

（二）临床能力评估的内容

评估内容的设计主要应依据教学大纲的要求，内容涉及认知领域、情感领域和精神运动领域。

1. 认知领域　评估学生对知识的掌握程度，根据布鲁姆的认知层次，可以通过试卷、病历分析、口头报告、演讲方式，分别从知识、理解、应用、分析、综合、评价的层次收集学生掌握知识的情况。

2. 情感领域　评估收集学生在临床学习中的信念、敬业精神、学习态度、团结协作、仪表和对待患者的态度等方面的信息。

3. 精神运动领域　临床操作技能。通过实际的技术操作获得评估的资料。

（三）常用的临床能力评估方法

1. 观察法　是通过观察学生在临床护理工作中的行为表现做出的质量评价，可以实时了解学生的操作技能水平、护患沟通能力、人际关系处理和工作态度等。一般由教学管理部门设计观察项目及评分标准，学生所在科室的带教教师或护士长负责实施，对学生在护理工作中的自然表现进行及时、全面、客观的记录和评定。该方法需要对学生进行动态、长期和综合观察后才能得出比较准确、可信的评价结果。

2. 床边考核法　是对学生进行临床护理技能考核常用的方法，一般会结合临床的真实病例，在实习生出科考核中应用。通常考官会结合临床实际和教学目标，让考生在指定患者身上完成规定的护理项目，结合考核要求和病例进行提问，根据考生的具体表现做出评定。该方法可在真实的临床护理情境中考查学生的操作能力、护患沟通能力和爱伤观念等，也可结合患者实际灵活考核学生的临床决策能力、评判性思维及整体反应情况。但考核项目受病种、患者、时间和地点等因素限制，易造成学生之间评价无绝对可比性，且无法进行大批量的学生考核。

3. 模拟考核法　是应用模拟患者和模拟临床情境对学生进行考核的一种方式。模拟患者可以是学生自己扮演的患者或标准化病人（standardized patient，SP），也可使用人体模型或高仿真模拟人。考官事先根据考核目的创设贴近临床实际的模拟情境或案例，尽可能保证考核标准化。应对考核项目、要求和评分等进行统一规定，使考核相对客观。为了提高考核的有效性，需对模拟患者进行专门训练或调试，使之能准确表现出真实患者的实际问题。有时标准化病人也可作为评价者，参与对学生临床护理能力的考核。目前在国内外医学教育界得到广泛应用的是客观结构化临床考试（objective structured clinical examination，OSCE）。OSCE由一系列模拟临床情境的考站组成，受试者在规定的时间内依次通过各个考站，逐一完成考核，并获得相应的成绩。考核内容包括收集病史、辅助检查、诊断能力、决策能力、执行能力、沟通能力、动手操作能力、协作能力和职业态度等。该方法为学生提供了逼真且全面的临床过程和真实感受，促进临床知识和技能向职业能力转化，激发学生的学习热情，侧重多种能力的考核，具有较高的真实性、客观性、可重复性及公平性，使临床实践能力的评价更加准确、客观及标准；但学生压力较大，考试过程复杂，考试成本较高，考站数量严重影响其信度、效度和可操作性。

4. 计算机模拟考试　是利用计算机模拟仿真系统在逼真的环境下随患者病情的进展，通过推进模拟时间的方式由计算机评价操作管理患者能力的一种考核方式。具体来说，计算机模拟考试就是通过计算机对声音、图像、图形、文字等信息的处理，视觉和听觉相结合，文字和画面相结合，借助典型病例和各种生动的画面（如典型体征、X线片）给受试者营造一个接近临床实际的环境，让学生在计算机上边观察边回答问题，能较全面、真实地反映学生解决临床问题的能力和水平，同时在一种可以延伸的环境下记录诊疗护理决策的结果。该方法不受考核教师主观因素的影响，可以通过网络技术进行异地测试，在标准化的考试环境中完成，能更客观、公正地评价学生的临床能力，评价结果可信度高；但对于计算机硬件设备和模拟考试模块的要求较高，需要大量资金的投入和维护。

5. 综合评定法　是根据护理专业培养目标和临床护理能力的总体要求，拟定评价指标体系，结合定量和定性评价的方式，应用多种评估方法对学生的临床护理能力做出综合评判，通常用于护理专业学生毕业考核。该方法对学生的临床能力的评价较为全面，但耗时、耗力且评价结果不稳定。

（四）影响临床能力评估的因素与控制方法

临床能力是一种实际工作的能力，对临床能力的评估往往受以下3个因素的影响，即评估者、评估对象和评估方法。

1. 评估者　准确的评估是需要尽心尽力的。评估者对评估的影响主要表现在如下方面。①评估者的态度：评估者是否认真、严谨，能否严格执行评估标准，对评估是否感兴趣，评估者自己对护理操作认识的偏见等都会对评估结果产生影响。②评估者的动机：评估的目的是发现问题，了解真相。教学评估的最终目的是促进教学改革，提高和保证教学质量。评估者的动机是否积极，是否与评估目的相一致，对评估进程和评估结果均产生影响。③评估者的主观因素：一种是"光环"效应。"光环"效应是在评估者受到学生某种特性的影响下产生的，评估者对学生印象的好坏，会影响评分结果的高低。另一种是评估者在评估时放松标准，这种情况常发生在评分者是学生的带教教师，因经常接触而彼此熟悉，出现了"人情分"。④评估者的经验：既往是否参加过评估工作，对评估工具及内容的熟悉程度等也会影响评估结果。⑤其他：评估者缺乏足够的评估时间，评估者的个性特征，如性格急躁、缺乏条理性等都将影响评估的结果。因此，评估者要不断提高自身素质，工作认真负责，提升业务水平，做到客观、公正。

2. 评估对象　在评估对象方面，影响评估的主要因素是其对将要评估内容的准备程度，以及评估时的心理状态。评估对象要对评估内容做到心中有数，做好充分准备。另外，评估对象要调整好评估时的心理状态，过度焦虑会影响真实水平的发挥，降低其做出判断的能力。因此，评估对象在考核前应对考核内容准备充分，对护理技能熟练掌握；评估者在考核前应稳定好评估对象的情绪，考核中适当鼓励，使其保持镇定，正常发挥。

3. 评估方法　评估学生的临床能力采取不同考核方法所得结果的可靠性、有效性和客观性是不同的，各有优、缺点。例如，床边考核法使用的病例虽经考官精心挑选，但患者的配合程度、病情的轻重程度、需进行何种护理操作都难以绝对平衡，上述差异性可能会影响考核的结果。在模拟考核法中，由于部分真实患者的临床表现无法在模拟患者身上真实再现，会使得考核内容有一定的局限性。此外，选择间断性评估还是连续性评估的方法，对于学生临床护理能力的评估结果也有一定的影响。间断性评估往往有时段上的抽样误差，连续性评估可以克服这个缺陷，但需投入更多的时间和精力。因此，评估者应针对不同考核方法的特点，扬长避短，对缺陷处尽量采取控制措施予以弥补，使其影响减少到最低。

（五）评估临床能力时的注意事项

临床能力的评估可以运用间断法或连续法，两种评估方法均需事先做好周密的计划。尽管连续性评估获得的资料比间断性评估更接近于正常的情况，但两种方法都需要得到患者的配合，评估者需要确定怎样才能使评估做得最好，选择何种评估方法或评估模式参与到评估活动中，都要关注优、缺点。纯粹的观察干扰了学生正常的护理活动，但确实保证了评估者一心一意地进行观察；相反，边工作边观察的方法，使评估者看到的是学生真实的工作情况，但这种方法很可能使评估者不能专心地进行评估。另外，评估结束后，在给学生反馈意见之前，最好先听一听学生对操作的自我评价，促进学生自我完善和改进。评估结束后，要关注学生的心理状态，通过语言鼓励和关爱行为给予学生信心，避免学生由于过度紧张出现无法理解评估者反馈意见的情况。

第三节　教学评价

一、概述

在第一节中我们已经给出了评价的基本概念。评价被广泛运用于行为科学和教育学中构成了问题解决、护理程序、质量保证以及课程设置等许多循环过程中的最后一个环节。评价是评出某件东西的价值，而价值又与重要性是同义词，因此，评价就是一个通过详细的鉴定研究，弄清某样东西的价值或某件事物的意义的过程。教学评价具有以下几个方面的主要功能。①导向功能：通过评价目标、指标体系的引导，可以为学校指明办学方向，为教师和学生指明教与学的奋斗目标；②调节功能：运用反馈原理，通过评价及时获得教学结果、教学过程的信息，以便及时强化、及时调节、及时矫正；③激励功能：评价可以使被评价者看到自己的成绩和不足，找到或发现成功与失败的原因，激发人们的责任感和进取心，改进工作，发扬优点；④鉴别功能：主要指对教学运行的状态及其效果做出比较准确的描述和判断。

教学评价是依据一定的教学目标，运用科学手段，对教学活动过程及其效果进行价值判断，从而为教学决策提供依据的全过程。在开始进行评价之前，我们必须明确以下几个基本问题：①教学评价的对象，明确对象是制定任何评价方案的前提，对象可以是教学过程中的任何一部分要素，如教师、学生、教学环境、课程设置，也可以是教学体制。②教学评价的目的，如果目的是选拔适合于进入本科护理教学过程学习的护士，属于一种总结性评价，通过价值判断确定该护士是否符合进入本科阶段学习的要求，通过考察、衡量，也可以鉴别该护士在进入本科前教学活动中的得失、改进情况，以及不同背景教学的区别，此时评价的作用在于判断；如果评价的主要目的是创造一个适合在职护士学习的本科护理教学，此时为过程性评价，需要在教学活动进程中不断反馈矫正系统，它的作用在于改进。现代教学评价强调发挥评价的改进、激励、鉴别和导向功能，因此评价最重要的目的不再是证明，而是改进。③教学评价的标准是对评价对象进行价值判断的尺度和衡量的标准，教学评价标准是教育学理论联系教学实践的中间环节，教学评价有助于教育学理论与教学实践的统一。④教学评价的手段是必须运用科学的评价技术和工具。

因此，教学评价的实质是参照现有的教学目标，通过系统地收集信息，采用科学的方法对教学过程中的事物或人做出综合价值分析和判断的过程。其目的在于提高教学质量、推动教学改革、改善教学管理以及做出教学进步的决策。

二、教学评价模式

教学评价在其发展过程中形成了多种评价模式，每一种评价模式代表着一种教学评价理论的观点和流派，各自有独特的使用价值。作为"教学评价之父"的泰勒（R. W. Tyler）所创立的行为目标评价模式曾经风行一时，在其被广泛应用的实践中，人们逐渐发现了它的不足，并据此提出了若干新的模式，以满足教学实际的需要。如 CIPP 评价模式、目标游离评价模式。

1. 行为目标评价模式 行为目标评价模式又称目标导向评价模式或泰勒模式，由泰勒创建，其主要内容是以目标为中心对活动结果进行评价，判断目标达到的程度。泰勒评价模式在实践中占据主导地位长达近 30 年，但在实施过程中人们逐渐发现了它的不足之处，如作为评价核心和依据的"目标"的合理性如何判断？非预期的教学目标要不要评价？如何评价？教学是否有统一的目标？这些问题对于教学评价方案来说是至关重要的。为了解决上述问题，人们开始对教学评价目标模式进行反思，并根据实际需要提出和发展许多新的教学评价模式。

2. CIPP 评价模式 经过多年的实践和研究，美国学者斯塔弗尔比姆（Stuffle beam）在批判行为目标评价模式的基础上，于 1966 年创立了 CIPP 评价模式，主要包括背景评价、输入评价、过程评价和成果评价 4 个基本步骤。

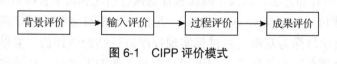

图 6-1 CIPP 评价模式

CIPP 评价模式的特点是以决策为导向，重视评价的改进功能，同时将诊断性评价、形成性评价、总结性评价完整地结合在一起，充分发挥了评价导向和改进的职能。

3. 目标游离评价模式 在进行教育活动的实际中，除预期效应外，往往还会产生各种非预期效应，或者称为副效应，根据预定教学目标进行评价时，一般只注意目标规定的预期效果，而对于非预期效应很难得到反映。斯克里芬（Scriven）经过多年的实验研究提出目标游离评价模式，关注评价带给学生的实际变化，其目的是降低方案、计划制订者主观意图对评价活动的影响，以利于评价者收集全部关于方案的成果信息。目标游离评价模式的评价重点是课程计划实际的结果，评价的原则是实际结果，而非预期目标。

4. 对手评价模式 这种模式是采取准法律过程 - 评委会审议形式，评价人员分为正、反两方，对课程计划的利弊进行评价，正方要努力提出支持课程计划的正面意见，而反方要认真发现课程计划中存在的问题。它十分重视听取关于教学方案和教学活动的争议性意见，尤其是反对意见。这为各方面的情况能得到充分的反映提供了保证。这一评价的基本特点是能较充分地反映各类人员多元的价值认识，是依靠人们直觉与经验的评价。

5. 哈蒙德模式 哈蒙德模式由哈蒙德（Hammond）提出，其主要内容不仅确定了达到某教学计划目标的程度，而且强调确定改革效果的一种系统形式。哈蒙德从 3 个方面对教学进行评价，即教学结构方面、机构方面、行为目标方面。教学结构方面的主要因素涉及教学组织、教学内容、教学方法、教学条件及教学费用等；机构方面的主要因素有学生、教师、管理人员、教学专家、家庭和社会等；行为目标方面的主要因素包括认知领域、情感领域和心理活动领域。

三、教学评价分类

根据分类标准不同，教学评价可以分为不同的类型。根据教学评价的作用，可以分为诊断性评价、形成性评价和总结性评价；根据评价采用的标准，可以分为绝对性评价、相对性评价和个体内差异评价；按照参与评价的主体，可以分为内部评价和外部评价。下面重点介绍根据教学评价作用的分类。

1. 诊断性评价（diagnostic evaluation） 是指护理教学活动开始之前进行的评价，主要是对教学背景和学生各方面情况进行评价，并以此为基础进行教学设计。诊断性评价的实施时间可以在课程开始、学习新章节或教学过程中需要的时候，通过考核来了解学生进入下一阶段学习的准备情况，确定他们的基础知识，发现存在的问题及其原因，这有助于因材施教，制订适合学生特点的护理教学计划。

2. 形成性评价（formative evaluation） 是在护理教学过程中进行的一种评价方式。形成性评价的目的是及时了解护理教学的进展情况，发现教学方法、计划和教学进程中存在的问题，并实时提供反馈，通过调节不断改善教学，确保教学目标的实现。形成性评价通常用于改善教学内容和方法，以及了解课程计划执行情况和教学管理情况等。

3. 总结性评价（summative evaluation） 是在一个相对完整的教学阶段结束时，以预先设定的护理教学目标为基准，对目标实现程度进行结论性评价。总结性评价一般涉及的内容较广，通常在一个学期或一门课程结束时（如期末考试、毕业考试）对学生进行评价。

四、教学评价过程

教学评价一般需要经过包括确定评价目的、建立评价模型、收集评价信息、处理信息资料、做出判断和反馈指导等步骤。

1. 确定评价目的　明确评价要解决什么问题，收到何种效果，并且明确评价的范围、对象。

2. 建立评价模型　确定评价内容及评价标准，建立评价的指标体系、评价标准体系和指标权重体系。

3. 收集评价信息　根据指标体系科学、系统地收集各种信息资料。

4. 处理信息资料　是对收集到的信息资料进行整理和分析的过程。

5. 做出判断　在科学分析的基础上，对评价对象的某方面做出客观判断。

6. 反馈指导　将评价结论及时反馈给评价对象，并提出指导性意见，帮助评价对象进行改进和调整。

五、教学评价内容

对护理学院进行教学评价时，常常要考虑学院在教学方面的整体情况，即学院的结构，如资金、人员、环境；学院的教学过程，如教学方法、教师的技能，以及教学效果，如学生的知识和技能、满意程度。教学评价可在大范围内进行，如评价以上所述的各个方面。

（1）学院的生活设施是否与教学规模相匹配，如食堂、宿舍。

（2）教学设施是否充足，如教学工具。

（3）学院是否为学生提供了就业服务项目。

（4）学院对信息情报是否有足够的重视，如书刊的订阅、图书馆的建设。

（5）行政人员及技术人员的辅助工作是否与课程需要相匹配。

（6）学院是否重视提高教师队伍的质量，即是否鼓励教师接受继续教育。

（7）学院的管理过程（如考核、分配）是否达到了预定的目标。

（8）学院与其他机构的交流合作是否促进教学。

这些指标主要用于评估学院的整体状况。在实际应用中，我们通常更加注重对课程结构、教师教学质量和授课情况等方面的评价。

（一）课程评价

课程评价的规模比对一所护理学院评价的规模要小，但进行课程评价时却必须要考虑到其所在护理学院的评价结果。这是因为课程是在学院中讲授的，学院在资金、设备、人员等方面的任何问题都会对所有课程产生直接或间接的影响。对课程的评价可能涉及以下内容：

（1）课程目标是否合适并且是否达到。

（2）课程结构、进度和连续性。

（3）课程大纲的实用性与现实性。

（4）教学方法的质量与效果。

（5）课程结束后学生的能力。

（6）课程目标是否进行了检验，在学生成绩方面评价的效果如何。

（7）工作人员的进取心及凝聚力。

（8）提供的资金及资金利用。

（二）教师教学质量评价

在教学过程中，可以通过对教师的教学态度、教学水平、教学方法和教学效果4个方面的评价，来判断教师教学质量的高低。参与评价的人员可以是教学管理人员、教师和学生，可以通过填写问卷、填写评价表和观察等方式进行。表6-1为教师教学质量评价表范例。

表6-1　授课教师教学质量评价表范例

教师姓名＿＿＿＿＿＿　　性别＿＿＿＿　　所任课程名称＿＿＿＿＿＿＿

项目	类权重	评价项目	选项权重 A B C D
教学态度	20	教书育人，为人师表	0.20
		备课充分，临床教学内容充实	0.30
		答疑，书面作业及时、认真批改	0.20
		根据需要进行必要的辅导，耐心答疑	0.05
		虚心听取学生的建议，注意改进教学	0.10
		关心学生的成长、进步	0.15
教学水平	40	对教学内容有广泛、深入的了解	0.40
		能正确、清楚地解答学生提出的问题	0.20
		讲解清楚、有条理	0.15
		重点突出	0.10
		教学难易适度	0.15
教学方法	20	注重教学方法，能调动学生的积极性，教学气氛生动、活泼	0.45
		注重实践，注意培养学生的实际能力	0.40
		教学组织严谨，语言精练	0.15
教学效果	20	学生的测验、考试成绩	0.40
		解决了学生学习上的主要疑难问题	0.30
		学生实际能力有明显提高	0.30

（三）教师授课质量评价

授课质量评价一直是各种教学系统考核教师水平的重要活动之一。有许多方法可以用于授课评价，其中问卷调查是最常用的一种，它要求调查对象回答与某位教师相关问题的调查表。调查对象可以是学生，可以是同行专家、同事等。

表6-2介绍一种常用的教师授课评价表范例，供参考。在表中每一项内容的后面，均按由"最不好"到"非常好"分为6个等级，"1"代表"最不好"，"6"代表"非常好"，答卷人只需在相应的位置上打"√"。

表 6-2 教师授课评价表范例（用于教师之间相互评价时）

项目	评价等级					
	1	2	3	4	5	6
1. 态度是积极的、充满热情的	☐	☐	☐	☐	☐	☐
2. 开场白						
能激发学生兴趣	☐	☐	☐	☐	☐	☐
指明将要讲什么	☐	☐	☐	☐	☐	☐
3. 声音						
音量	☐	☐	☐	☐	☐	☐
清晰程度	☐	☐	☐	☐	☐	☐
讲话速度	☐	☐	☐	☐	☐	☐
4. 非语言性沟通						
面部表情	☐	☐	☐	☐	☐	☐
手势	☐	☐	☐	☐	☐	☐
5. 表达能力	☐	☐	☐	☐	☐	☐
6. 提问						
所提问题涉及各个层次	☐	☐	☐	☐	☐	☐
提问运用技巧	☐	☐	☐	☐	☐	☐
7. 示范	☐	☐	☐	☐	☐	☐
8. 解释说明	☐	☐	☐	☐	☐	☐
9. 抓住了学生的注意力	☐	☐	☐	☐	☐	☐
10. 给予学生不同的刺激	☐	☐	☐	☐	☐	☐
11. 学生参与	☐	☐	☐	☐	☐	☐
12. 视听教具的使用						
使用熟练	☐	☐	☐	☐	☐	☐
使用得当	☐	☐	☐	☐	☐	☐
使用的效果	☐	☐	☐	☐	☐	☐
13. 授课的进度	☐	☐	☐	☐	☐	☐
14. 授课的难易程度	☐	☐	☐	☐	☐	☐
15. 评价						
在授课过程中	☐	☐	☐	☐	☐	☐
在授课结束时	☐	☐	☐	☐	☐	☐
16. 课程结束						
提出要点	☐	☐	☐	☐	☐	☐
对所讲内容进一步提出建议	☐	☐	☐	☐	☐	☐

表 6-2 中的例子是教师之间相互进行评价，同样，学生也可以参与对教师授课的评价。让学生评价一门课程往往比让他们评价这门课程的每次讲课效果更有意义。原因是，第一，把对每次课的评价再综合起来往往很困难；第二，教师得到的是学生对他一学期来授课的总体反映而不是某次课的特殊表现。表 6-3 是介绍学生对教师授课评价的范例。

表 6-3　教师授课评价表范例（供学生对教师进行评价时使用）

项目（X）	像X	大部分像X	有时像X 有时像Y	大部分像Y	像Y	项目（Y）
内容与护理有关						内容与护理无关
内容组织得好						内容组织得不好
讲得生动有趣						讲得枯燥乏味
语言表达清楚						语言表达混乱
音量合适、口齿清楚						音量不合适、口齿不清
授课速度合适						授课速度过快或过慢（是过快还是过慢请用线画出）
所讲内容的量合适						所讲内容的量过多或过少（是过多还是过少请用线画出）
所讲内容难易合适						所讲内容过难或过于容易（是过难还是过于容易请用线画出）
视听教具使用得当						视听教具使用不当
与学生关系融洽						与学生关系不融洽
学生有参与的机会						学生无参与的机会
学会了许多						没学会什么
对学生的进步做出了很好的反馈意见						对学生的进步没有做出反馈意见

使学生感到不舒服，或在语言、行为上具有某些能使学生分心的特殊习惯

意见：

第四节　试卷编制及质量分析

一、试卷编制

（一）试卷编制的过程

在教学中，考试属于教学测量的范畴，试题是考试的精髓。试卷编制是实施考试的关键环节。考题质量的高低直接关系到评价考试水平的客观性。高质量的考题的标志是教学

大纲符合率高（效度），教学内容覆盖率大（信度），考题题意清晰，题量适中，具有一定难度与区分度。

1. 标准化试卷的设计步骤 无论是大规模的国家级考试，还是教师自编课堂测验，从试卷的编制到实施、评分及结果的解释应用，是一个相互关联、相互制约的系统工程。试卷编制的基本步骤有确定考试的目的和测量目标、设计测验蓝图、决定试卷时限、决定试卷测验类型、决定试题数量、决定计分方法、拟定试卷题目、实施考试、分析试题难度与区分度、筛选试题拼题、建立题库、鉴定试卷信度与效度、编制试卷量表及编写试卷使用说明。

2. 试卷编制的基本原则

（1）编制试题应该严格遵守保密制度，不得以任何形式泄漏试题内容。

（2）根据考试目的和用途不同，进行试卷的设计和试题题型的选择。

（3）试题的数量应根据考试的时间、内容、题型、试题难度及被测试对象的特点等选择。一般考试时间为 2 小时，试题的数量应该以中等水平学生在 1.5 小时左右完成为宜。

（4）教学大纲的符合率，编制试题时必须以教学大纲为依据，一般不可超出教学大纲范围。

（5）教学大纲的覆盖率。为使试题有较好的覆盖率，试题内容及重点应与教学大纲要求一致，每题的分数不宜过多。在编制试题之前，应设计试题的分布，确定各部分内容的比例。为了保证教学大纲的符合率和提高其覆盖率，可根据布鲁姆认知目标分类学说和教学大纲的要求，制定双向细目表。表 6-4 是以基础护理学的内容制定双向细目表的范例，纵向设计的目的是确定考试所要测量的内容，并确定其相对重要性和综合程度，原则是覆盖面大，重点突出；横向设计的目的是确定考试所要测量的学习水平，并按其相对重要性和学生实际确定其比例。

表 6-4 试卷设计双向细目表范例（%）

教学内容（内容权重）	学习水平（目标权重）						合计
	知识	理解	应用	分析	综合	评价	
第一章 医院环境	2	1	1	1	1	0	6
第二章 人体力学在护理中的应用	1	2	2	2	2	0	9
第三章 患者舒适的需要	1	2	1	1	2	1	8
第四章 患者清洁的需要	2	1	1	2	2	1	9
第五章 生命体征的观察与护理	3	2	3	2	2	1	13
第六章 患者饮食与营养的需要	3	2	2	2	1	0	10
第七章 胃肠及排尿活动	3	3	2	2	1	1	12
第八章 消毒、灭菌、无菌技术	4	3	2	1	1	1	12
第九章 给药	3	2	3	1	2	0	11
第十章 输液与输血	3	2	3	1	1	0	10
合计	25	20	20	15	15	5	100

（6）为确保试题具有一定的区分度，应根据考试目的确定试题的难易程度。

（7）试题应表达清晰、内容简洁、问题明确、用词简练。在编制试题时禁用概念混淆、模棱两可的词语，如有时、可能、大约、或许、多数。

（8）试题的答案应该没有任何争议，特别是对于客观类型的试题而言。

（9）试题应该相互独立，不得包含任何提示本题或其他试题正确答案的线索。

（10）试题的实施和评分应方便易行。

（11）在没有题库的情况下应设计试卷的副本。

根据测试和评估目的，试卷可由不同的题型组成。试题基本可分为2种类型：主观性试题和客观性试题，每一种类型的试题都有自己的特点。

（二）试卷中的试题

1. 主观性试题　论述题属于主观性试题，其特点是要求学生用自己的语言和表达方式来回答问题，基本上没有回答限制。它适用于评估学生高层次的认知功能，如应用、分析和评价，而不宜用于测试学生对所学知识记住了多少。另外，论述题还可作为一种间接方法，用于评估学生的态度、价值、观点等情感方面，如询问学生对护理的看法。论述题测试要求学生表达出自己的想法，并且测试后应给学生一份有关其回答问题情况的详细反馈意见。

教师在设计一份论述题试卷时，应注意以下要点：

（1）试卷应在使用前就设计好。

（2）要检查所提问题内容的真实性。

（3）问题陈述要清楚，避免出现模棱两可的表述。

（4）在题目中使用行为动词，如陈述、描述。

（5）在题目中给出一些限制条件，如正常发育的指标。

（6）注明注意事项，包括答卷时间、各部分所占总分比例，以及对语法错误和错别字的扣分要求。

（7）最好不设选答题，如果遇有学生的学习经历不同的情况时，再考虑设选答题。

（8）设计一些可以测试学生高层次能力的问题，如具体应用和解决实际问题的题目。

（9）题目宜多，答案宜精。

（10）确保学生有充足的时间回答问题。

（11）准备好评分标准。

1）论述题的评分：论述题试卷的分数反映了学生所能达到的水平。评分系统通常有两种方法：绝对评分法和相对评分法。绝对评分法是按照标准答案计算学生答对题的数量，通常使用百分制计分；相对评分法则将学生分为不同档次，如中等、中等以上或中等以下，以此评估学生的成绩水平与参加同一测试的其他学生相比如何。相对评分法通常使用"优、良、中、差"等级表示，有些教师认为只用"及格"或"不及格"两个等级进行评分最方便，因为这样可以免去为确定"优"或"良"等具体标准所带来的麻烦。不过，相对评分法使我们无法得到一个具体分数所包含的信息。例如，有两名考试均及格的学生，其中一名以高分通过考试，分数为90分；而另一名刚刚勉强通过考试，分数为62分，他们成绩之间存在很大差别，这种差别只有用具体分数时才能体现。

　　绝对评分法——分析法：在应用绝对评分法时，通常采用分析法。分析法是指在事先准备好的标准答案中，明确指出各个关键内容应该得到多少分或者在总分中所占的比例，同时也应该在分数分配上反映出各个部分的相对重要性。表 6-5 提供了一个运用分析法的示例。这种方法的优点在于：由于标准答案中已经明确给出了分数的分配比例，只要评分人认真负责，这种方法就比较可靠。至于如何确定每个部分的重要性或者说每个部分分数所占比例，完全取决于学习目标。学习目标所强调的内容越重要，其在分数上所占的比例就越大。

　　相对评分法——综合法：在应用相对评分法时，常常采用综合法。综合法也要求有标准答案，但标准答案只是作为一种比较的标准。在这种评分方法中，不使用百分制计分，而是使用诸如"非常好 / 好 / 一般 / 一般偏下 / 不好"等级来进行评分。等级是根据满意度来划分的，并且很重要的一点是要为每一个等级选出一份典型的答卷作为样本。随后，教师可以迅速审阅其他答卷，并按照样本将它们归入相应的等级。然后，这个过程可以再次重复，以增加分类的准确性。另外，也可以请另一位教师进行审阅，以使结果更加有效。相对于分析法，这种评分方法更快速，且较为省力。

表 6-5　论述题试卷中分析法范例

论述题：描述青霉素过敏反应发生的原因、过敏性休克的临床表现及抢救措施。
用分析法进行评分标准的分配

　　答：①青霉素过敏反应发生的原因，占总体的 20%，进一步分解为：
　　　　◆青霉素溶解后分解成青霉素烯酸和青霉素噻唑，二者为半抗原（10%）
　　　　◆进入人体与体内的蛋白结合成全抗原（10%），易使人致敏
　　　　②过敏性休克的临床表现：占总体的 30%，进一步分解为：
　　　　◆呼吸道阻塞症状（10%）
　　　　◆循环衰竭症状（10%）
　　　　◆中枢神经系统症状（10%）
　　　　③抢救措施：占总体的 50%，进一步分解为：
　　　　◆立即停药，患者平卧（5%）、保暖（5%）、吸氧（5%）
　　　　◆立即皮下注射 1∶1000 盐酸肾上腺素（10%）
　　　　◆对症给予抗组胺药（5%）、升压药（5%）、呼吸兴奋药（5%）
　　　　◆根据情况采取心肺复苏护理措施（5%）
　　　　◆密切观察病情，并记录（5%）

　　在对论述题测试结果进行评分时，避免产生"光环"效应。"光环"效应是指学生前面问题的回答情况会对评分人评阅判断后面的结果产生影响。特别是当由一名教师将一张卷子从头到尾批阅时最容易产生"光环"效应。假如一张卷子共 5 道题，某学生前 4 道题答得十分令人满意，这时就给评分人留下了一个很好的印象，即使这名学生第 5 题答得非常不理想，但由于前面的好印象，也可能使评分人放松对第 5 题的扣分标准，这就是一个"光环"效应的例子。"光环"效应会导致试卷评分的客观性和准确性下降，因此评分人一定要注意从主观上克服"光环"效应，严格按标准评分。

然而，有时"光环"效应是在不自觉的情况下产生的，所以有些教师建议在评阅完所有学生对同一个问题的答案后再评阅另一道问题。或者，在评阅完一道题后，改变试卷的顺序，这样后续问题的评分就不会受到前面问题评分的影响。此外，阅卷时不看学生的姓名也有利于去除偏见。还有一种方法，即评分人将自己所评的 1～2 份试卷交给其他教师进行抽样检查，这样做也是克服"光环"效应的一种比较有效且容易安排的方法。

2）主观性试卷的反馈意见：有些教师认为考试的目的就是评估学生取得的成绩，因此不写反馈意见，答卷也不发给学生。有些学校，虽然返还学生试卷，但并不附带反馈意见。学生只能看到自己做错了哪道题，扣了多少分，而无法知道扣分的原因，所以不容易从教师评阅的试卷中直接获得经验、教训，也就无法从中提高。事实上，试卷的反馈意见对于学生的学习是非常重要的。由于每名学生对论述题试卷的回答情况各不相同，逐个书写反馈意见会耗费教师大量的时间，设计一种简单的表格，可以方便教师使用。表 6-6 的反馈意见表的范例中列出了需要反馈的意见内容，教师只需在合适的位置上打"√"就可以了。

表 6-6　主观性试卷的反馈意见表范例

姓名：	题目：	考试日期	分数
第一部分文字表达			
长短	①合适		②过长或过短
组织	①段落划分清楚		②段落划分不清
阐述	①观点阐述符合逻辑		②观点阐述离题
第二部分内容			
准确性	①内容准确		②内容有不准确之处
是否具体	①内容很具体		②内容很空洞
图表（1）相关性	①有相关性		②无相关性
（2）技巧	①画得很好		②画得不好
先后顺序	①回答有先后顺序		②回答随意，无顺序
资料	①对资料进行了解释		②对资料仅有陈述，无解释
药物	①阐述得详细		②阐述得不够详细
护理步骤	①描述了护理步骤，说明了实施的频度		②未描述护理步骤，未说明实施的频度
护理措施的起止	①有起止日期		②有或无开始或停止日期
心理护理	①给予足够重视		②重视不够
对家属的护理	①有		②无
出院指导	①有		②无
补充意见			

3）主观题的优点和缺点

优点：主观性试题适用于评估高层次的认知能力，其优点有：①考试对象可以自由作答，从不同的侧面、广度和深度进行自由发挥；②可用于考查学生的理解能力、概括能力、判断能力、推理能力、创造能力以及对事物的评价鉴赏能力；③一次进行多因素的综合评分，可间接用于态度和价值观的评估；④命题比客观性试题容易。

缺点：主观性试题也存在一些不可避免的缺点。①内容真实性低。在一次考试中，论述题往往只有几道，因此所涉及教学大纲要求的内容就很有限，大纲的覆盖率较低。②分数可靠性低。有些教师评分很松，而有些教师评分则很严，最终分数在很大程度上取决于评分人。不同评分人之间可能存在许多差异，即使是同一评分人，在不同时间段可能出现评分结果不一致的情况。此外，对论述题进行评分需要消耗教师大量的时间和精力，这也会对评分的可靠性造成一定的影响。③答题疲劳。回答论述题时，学生不仅需要不断思考，还需要不停地书写，这种持续的动作会导致疲劳，从而可能影响答题的质量。④书写能力与分数有关。学生的写作能力直接影响得分。将测试内容与个人写作的文笔区分开来通常是很困难的，所以常常会出现评分人给某个学生的分数与学生实际水平不符的情况。比如，尽管某个学生对所测试的内容了解很多，但由于语言表达能力差，结果得分很低。⑤选答会影响分数。许多论述题测试常常包括选答，像"5道题中任选3道题回答"，这种做法存在许多问题。第一，在设计题目时，很难使这些题目具有同样的难易程度，所以实际上这种方式是给每位学生进行了不同的测试，不利于学生成绩的比较；第二，能力较强的学生可能会对较难的问题感兴趣，如果学生选了较难的问题回答但答得不好，其分数就会受到影响。

2. 客观性试题　客观这个词是指在对考试的试题进行评分时不受评分人主观意见的影响，而是完全取决于答卷人的知识水平。与论述题测试相比，由于答案已确定，客观题测试在评分人方面是完全可靠的；一份测试的试卷中客观性的题目可以很多，从而保证教学大纲中所要求内容的覆盖率，试卷内容的真实性也高；而且答案固定可节省阅卷时间，甚至通过现代化设备的支持，完全可以由机器承担阅卷任务，既快，又省人力；这种测试的题目可以储存于题库中供多次使用。另外，客观题测试不易使答卷人感到疲倦，因为回答客观题测试的速度比较快，不必长篇大论地书写，只需只言片语甚至几个"√"就可以完成。但是，出一份客观测试的试卷，尤其是一份高水平的试卷往往需要花费很多的时间和精力。

（1）客观性试题的类型

1）单选题：目前A型题在单项选择题中所占的比例最高，包括A1、A2、A3和A4型题。A型题的备选答案中只有一个是正确的或最佳答案可供选择。A型题由三部分组成：主干部分——问题的陈述；答案部分——正确答案；干扰部分——错误答案。选择项一般至少应给出3条，以减少猜对的可能。

例题： 心包积液，伴有呼吸极度困难的患者应采用的卧位是——主干部分

　　　A. 头高足低位　　　　——干扰部分

　　　B. 端坐位　　　　　　——答案部分

　　　C. 半坐位　　　　　　——干扰部分

D. 侧卧位　　　　　　　——干扰部分

E. 仰卧位　　　　　　　——干扰部分

答案是：B

B型题选项中由一组3个以上备选答案列于若干题干前面，要求从备选答案中选出一个最佳答案。

例题： A. 丝脉　　　　B. 洪脉　　　　C. 间歇脉　　　　D. 短绌脉　　　　E. 缓脉

1. 高热患者的脉搏常表现为

2. 大出血患者的脉搏常表现为

3. 洋地黄药物中毒患者的脉搏常表现为

答案分别是B、A、C。

2）多项选择题：从这类题中可以选出一个以上的正确答案，或者说将不正确的答案挑出，剩下的全都是正确的，所以这种题型又称为反选择题。

例题： 属于社区护士角色的是

　　A. 照顾者　　　　B. 管理者　　　　C. 领导者　　　　D. 研究者　　　　E. 咨询者

答案分别是A、B、D、E。

选择题的各种形式已被学生广为熟悉，选择题不但能评估学生对概念、相关知识的认知能力，也能测出理解、分析、综合以及评价等多种层次的能力。

3）填空题：在填空题中，要求学生将问题陈述中缺少的内容填入相应的空格内，使陈述的内容完整、正确。

例题： 臀大肌注射的十字定位法，是指从＿＿＿（1）＿＿＿顶点向左或向右划一水平线，然后从髂嵴最高点做一垂直平分线，在＿＿＿（2）＿＿＿象限避开内角为注射区。

答案：（1）臀裂；（2）外上。

这种类型的题目是用于测试学生对名词、概念的掌握情况，但一般不适宜测试高层次的能力。有时，适合于填空的答案不止一个，使得在评分过程中出现不客观的现象。另外，这种题型的另一个缺点是，有时可能引导学生死记硬背书本上的内容。

（2）设计客观题试卷的注意事项：一份高标准的客观性试题，题目的编制是关键，下面我们将结合具体的实例，分析阐述客观题试卷各种题型编制的注意事项。

1）选择题的注意事项：主干部分应先做到问题的陈述必须清楚；只给出必需的资料即可；可出一些较难的题，以测试高层次水平。

例题1： 维生素B$_{12}$

　　A. 含有铁　　　　　　　　　　B. 在口腔中吸收

　　C. 储存在肝　　　　　　　　　D. 缺乏后引起溶血性贫血

分析：属于主干部分的问题陈述不清楚，主干部分只给出一个名词，而未包含问题，学生只有看完每一个选项后才能确定题目的要求。主干部分的描述应修改为：有关维生素B$_{12}$主要功能的正确描述是

例题2： 维生素B$_{12}$是水溶性维生素B族中的一种，用于

　　A. 预防溶血性贫血　　　　　　B. 构成血红蛋白

　　C. 构成血小板　　　　　　　　D. 参与红细胞的成熟过程

分析：主干部分虽包含了问题，但也包含了一些不必要的资料，如"水溶性维生素 B 族中的一种"可以删去。主干部分的描述应修改为：维生素 B_{12} 可用于

例题 3：某患者，女性，60 岁，因疲倦、活动后气短及有晕厥史而入院，其血红蛋白为 70 g/L，实验室检查表明有胃酸缺乏。最可能的诊断是

    A. 缺铁性贫血　　　　　　　　B. 溶血性贫血

    C. 恶性贫血　　　　　　　　　D. 叶酸缺乏性贫血

分析：主干部分包含了较复杂的内容，这样的问题需要学生将知识综合运用才能回答。

选项首先应有 3 个或 3 个以上，以减少猜中的可能；其次，应按逻辑或数字顺序排列；再次，应尽可能短，但应保证清楚；应避免重复；最后，应是同类性质的内容。

例题 4：男性正常血红蛋白是

    A. 14 g　　　　B. 7 g　　　　C. 18 g　　　　D. 10 g

分析：选项若是数字，应按从小到大或从大到小的顺序安排，正确的排列顺序应该是：7 g、10 g、14 g、18 g 或 18 g、14 g、10 g、7 g。

例题 5：在体温单上，患者脉搏的正确画法是

    A. 将两点用蓝色实线连接　　　B. 将两点用红色实线连接

    C. 将两点用蓝色虚线连接　　　D. 将两点用红色虚线连接

分析：选项出现了重复，每项中都有"将两点用……连接"，这句话可放入主干部分，主干部分修改为：在体温单上，连接患者脉搏两点的线段是

    A. 蓝色实线　　　　　　　　　B. 红色实线

    C. 蓝色虚线　　　　　　　　　D. 红色虚线

例题 6：胸腔的下界是

    A. 胸骨　　　　B. 胸椎　　　　C. 膈肌　　　　D. 腹膜

分析：选项中出现了不同类性质的项，腹膜不是胸腔的一部分，较好的方法是将 D 选项改成第 12 肋。

干扰部分应该含有使人初步看起来似乎是正确的，这样才能在学生选择正确答案时起到干扰作用，应该避免使用那些一看就不正确、与问题毫不相干的陈述作为干扰项。

例题 7：皮脂腺分泌的物质称为

    A. 耵聍　　　　B. 皮脂　　　　C. 精液　　　　D. 汗

分析：汗和耵聍粗看似乎是正确的干扰项，而选项 C，任何学生都不会将它看成正确答案，它就无法起到干扰作用。

A 型题中答案部分应是唯一的一个最合适的回答。

例题 8：住院患者发生腹泻，护士首先要做的是

    A. 增加液体入量　　　　　　　B. 将患者隔离

    C. 将粪便标本送化验室　　　　D. 记录出入量

分析：出题人希望答案是 B，但若选择 A、C 或 D 也不能算错，这样就会引起混乱和争议。

设计选择题时的注意事项大多数也适用于其他类型的客观测试题，但其他类型的题还

有各自需要特别注意的地方。下面就简要介绍编制其他题型的注意事项。

2）填空题注意事项：留出重要的词让学生填；在一句陈述中需填的字不能过多；保证题目本身是正确的。

二、试卷的质量分析与评价

试题应该按照科学的程序进行编制，确保试卷具有较高的真实性（效度）和可靠性（信度），这些内容我们在前面讲解试卷编制原则时已涉及。为了进一步完善试卷，必须对试题和试卷的质量进行分析，目的在于提高试卷质量，保证通过试卷获得信息资料的可靠性。试卷质量的分析主要通过难度、区分度、信度及效度等重要的量化指标进行评价。

（一）试卷的难度

难度是指试卷的难易程度，通常用难度指数加以描述。试题难度的描述方法较多，我们只介绍较为简单又容易理解的计算公式。这种方法主要根据试题答对的百分比来估计难度。

公式为：

1. 客观性试题

$$P = \frac{R}{N}$$

其中 P 代表试题的难度；R 代表答对的人数；N 代表全体被测试人数。

2. 主观性试题

$$P = \frac{某题的总平均分}{该题满分值}$$

难度不是一个独立的指标，仅根据难度的高低还不能对试卷做出质量判断。P 越大，说明答对的人数越多，题目也就越容易；P 越小，说明答对的人数越少，题目越难。题目过难或过易，试题就无法区分被测试对象之间的差别，同时测试的信度也很低；而难度适中的题目测试的信度较高。试卷难度的选择主要根据测试目的、对象和性质。测试的目的是衡量评估学生掌握某学科知识技能程度的水平，所选工具要求能够将不同水平的评估对象通过试卷的考核分离出来，因而试卷要具备较大的区分能力，题目的难度偏于中等，整个试卷的难度分布以 0.35～0.65 为宜。如果是为了选拔尖子学生，应该适当提高试卷的难度，目的是突出一级，筛选出真正的顶尖学生，难度可以 0.2～0.4 为宜。

（二）试卷的效度

效度是指由数据所提供的差异反映出所要测量的各个项目之间的真实差异程度。一项测验必须能测出它所要测定的功能或达到其测量的目的才算有效，但是到目前为止，估计测验的效度还没有十分有效的方法，常用的有内容效度和效标关联效度。

试卷一般看重对其内容效度的鉴定，首先看试卷是否达到测量目标的要求，再看试题的知识覆盖面和学习水平层次是否达到考试蓝图的设计要求，还要看是否有偏题、怪题或过难及过易的试题。除进行内容效度鉴定外，还可以进行效标关联效度的鉴定。效标关联效度是以一次认为是最有效的测验成绩作为效标，计算出本次测验成绩与效标之间的相关系数（以 r 表示），相关系数的值在 –1 到 +1 之间，r 在 $0 \sim +1$ 区间表示正相关，r 在 $-1 \sim 0$ 区间表示负相关。相关系数可以运用多种公式进行计算，下面介绍一种常用的公式：

$$r_{xy} = \frac{\sum_{xy}}{n \times \sigma x \times \sigma y}$$

$\sum_{xy}$ 是每个学生在 X 测验中的离均差（x）与在 Y 测验中的离均差（y）的乘积相加之和。

n 为参与的学生数目。

σx、σy 分别是 X 测验和 Y 测验的标准差。

如果相关系数高，说明本次测验与效标的测量效果一致，测验的效度就高。下面我们用表 6-7 中的数据举例说明相关系数的计算方法：

$$\sigma x = \sqrt{\frac{x^2}{n}} = \sqrt{\frac{958.80}{20}} = \sqrt{47.94} = 6.92$$

$$\sigma y \sqrt{\frac{y^2}{n}} = \sqrt{\frac{1819.20}{20}} = \sqrt{90.96} = 9.54$$

$$r_{xy} = \frac{\sum_{xy}}{n \times \sigma x \times \sigma y} = \frac{1089.40}{20 \times 6.92 \times 9.54} = 0.82$$

由此可以看出，两项测验的相关系数为 0.82，两次测验具有很强的正向相关性。如果其中 X 测验为标准，那么说明 Y 测验的有效性较高。

表 6-7　20 名学生期末考试论述题与客观性试题成绩相关性的计算

姓名	X	Y	x	y	x^2	y^2	xy
葛兰	84	90	+11.6	+20.8	132.56	432.64	+241.28
蒋特	82	77	+9.6	+7.8	92.16	60.84	+74.88
欧阳	81	87	+8.6	+17.8	73.96	316.84	+153.08
雷阳	78	62	+5.6	−7.2	31.36	51.84	−40.32
郝利	78	75	+5.6	+5.8	31.36	33.64	+32.48
王莎	77	73	+4.6	+3.8	21.16	14.44	+17.48
方阳	77	78	+4.6	+8.8	21.16	77.44	+40.48
高飞	75	78	+2.6	+8.8	6.76	77.44	+22.88
孟丹	74	65	+1.6	−4.2	2.56	17.64	−6.72
周波	74	75	+1.6	+5.8	2.56	33.64	+9.28
安才	73	60	+0.6	−9.2	0.36	84.64	−5.52
詹娜	72	67	−0.4	−2.2	0.16	4.84	+0.88
黄睿	71	63	−1.4	−6.2	1.96	38.44	+8.68
乔珊	70	68	−2.4	−1.2	5.76	1.44	+2.88

续表

姓名	X	Y	x	y	x^2	y^2	xy
韩德	69	68	−3.4	−1.2	11.56	1.44	+4.08
李芳	66	65	−6.4	−4.2	40.96	17.64	+26.88
邓一	65	62	−7.4	−7.2	54.76	51.84	+53.28
何莫	63	63	−9.4	−6.2	88.36	38.44	+58.28
赵之	61	55	−11.4	−14.2	129.96	201.64	+161.88
计雷	58	53	−14.4	−16.2	207.36	262.44	+233.28
总和	1448	1384	0.0	0.0	958.80	1819.20	1089.40
均数	72.4	69.2					

（三）试卷的信度

试卷的信度是指试卷的一致性和可靠性的程度，信度大体包括内部一致性信度和稳定性信度。前者是本测验内部部分之间相关的程度，追求其等同相关系数；后者是指同一测验先后两次在同一被测总体中实施，两次测验结果的相关程度。试卷整体信度即稳定性信度的计算方法也较多，下面介绍运用对半相关法计算试卷信度的方法，其公式为：

$$r_{tt} = \frac{2r_p}{1+r_p}$$

公式中：r_{tt} 为试卷整体的信度，r_p 是对半相关系数。为了计算对半相关系数，可将试卷的试题按奇偶对半的方法将编号是奇数的题目作为一个测验，而将编号为偶数的题目作为另一个测验，计算出两个分测验的相关系数，即 r_p 值，相关系数的计算可按照试卷效度中介绍的相关系数计算方法而获得。r_p 代表原测验一半长度的信度，而要求整个测验全长度的信度，可用斯皮尔曼布朗（Spearman-Brown）公式加以矫正，即求得试卷的整体信度 r_{tt}。

（四）试卷的区分度

试卷的区分度是指试题区分被测的特征差异或鉴别其优劣、高低程度的能力。一般来讲，一道试题，如果被测对象能力高，其得分高；如果被测对象能力水平低，得分低。这种结果就表示这道题有较高的区分度，它能够把学生成绩好的与差的区分开来。下面介绍用极端分组法计算区分度。

1. 客观性试题

$$D = \frac{2 \times (P_H - P_L)}{N}$$

D 代表区分度；P_H 代表高分组中答对该题的人数；P_L 代表低分组中答对该题的人数；N 代表高分组和低分组的总人数。高分组为总分前 27% 的被测者，低分组为总分后 27% 的被测者。

2. 主观性试题

$$D = \frac{2 \times （高分组该题的总分 - 低分组该题的总分）}{高分组该题的总分 + 低分组该题的总分}$$

根据区分度的计算方法，区分度的范围是从 −1.00 到 1.00，区分度为 0 表示没有区别；区分度为负数，说明学得不好的学生的正确率比学得好的同学还要高，这时教师就要对这道试题特别注意，仔细分析这种情况发生的原因，例如是题目含糊不清还是标准答案有错误，以便及时修订或更正。美国测验专家埃贝尔（Ebel）根据长期测验提出评价试题的区分度标准如表 6-8 所示。

表 6-8 评价试题的区分度标准

区分度	试题评价
0.40 以上	很好
0.30 ~ 0.39	良好，修改后更佳
0.20 ~ 0.29	尚可，仍然需要修改
0.19 以下	差，必须淘汰

（五）试卷质量的综合分析

虽然可以从测验的信度、效度、区分度和难度 4 个不同的角度分析试卷质量，但是对试卷全面的分析，应该适当考虑这 4 个因素对试卷的整体影响，也就是一份高质量的试卷的评价应该考虑信度、效度、区分度和难度之间的相互关系。

1. 区分度与难度 区分度与难度有一定的交叉关系，在一定范围内，难度值（P）越小，则区分度（D）越高，但是如果难度值过小，区分度反而下降；如果难度过大，区分度自然也难以保证。一般认为：

◆ $P>0.5$ $D>0.2$ 试题难度适中，区分度良好。
◆ $P<0.5$ $D>0.2$ 试题偏难，但仍然有较好的区分度。
◆ $P>0.5$ $D<0.2$ 区分度较差，若内容是学生必须掌握的，试题尚可使用。
◆ $P<0.5$ $D<0.2$ 无区分度，又过分难，应该放弃不用。

2. 难度、区分度与信度 各个试题的区分度越大，试卷的信度越大，也就是难度中等的题目组成的试卷的信度较大。

3. 区分度与效度 试卷的区分度是以测验的实际得分与测验总分的相关性来表示的，因此区分度越大，测验的效度也就越高。

4. 试卷信度高是效度高的必要条件 效度和信度是密切相关的，效度受到信度的制约。要具有较高的效度，必须具有较高的信度；而较高的信度不能保证必定具有较高的效度。试卷测试前后两次结果相似，可以说明稳定性较高，试卷测试具有较高的信度，这并不能说明试卷与教学大纲有较高的符合率，即试卷内容的有效性高。

 习题

一、单项选择题

1. 反映评估稳定性的是

A. 区分度　　　　　　　　　　B. 难度
C. 效度　　　　　　　　　　　D. 信度

2. 采用计算方法，对评估的内容进行数量化的过程属于

    A. 定量评估　　　　　　　　　　B. 定性评估

    C. 过程性评估　　　　　　　　　D. 总结性评估

3. 评估学生是否能够为乳腺癌患者制订一份行之有效的护理计划，其评估内容层次属于

    A. 认知领域　　　　　　　　　　B. 情感领域

    C. 精神运动领域　　　　　　　　D. 思维领域

4. 有关测量、评估和评价之间关系的叙述，正确的是

    A. 测量和评估的本质是事实判断，评价是价值判断

    B. 在测量或评价获得信息资料的基础上，才能开始评估的过程

    C. 评估和评价的本质都是价值判断

    D. 测量可用于可量化的事物，评估与评价只能用于非量化的事物

5. 根据评估过程中主体、客体关系可将评估分为

    A. 外部评估和内部评估

    B. 宏观评估和微观评估

    C. 定量评估和定性评估

    D. 正式评估和非正式评估

6. 下列不属于 CIPP 评价模式的基本步骤的是

    A. 背景评价　　　　　　　　　　B. 输入评价

    C. 目标评价　　　　　　　　　　D. 成果评价

7. 关于试卷编制的基本原则，描述错误的是

    A. 编制试题应该严格遵守保密制度

    B. 根据考试的目的和用途的不同，进行试题题型的选择

    C. 编制试题时必须以教学大纲为依据

    D. 试题所要测量的内容应该覆盖面小，重点突出

8. 关于主观题的优点、缺点，描述不正确的是

    A. 适用于考查学生高层次的认知能力

    B. 可间接用于态度和价值观的评估

    C. 分数可靠性高

    D. 容易造成答题疲劳

9. 关于设计客观题试卷的注意事项，描述不正确的是

    A. 选择题的主干部分做到问题陈述必须清楚

    B. 选择题的主干部分给出的资料越详细越好

    C. 填空题留出的字不能过多

    D. 填空题必须保证题目本身是正确的

10. 为学校指明办学方向，为教师和学生指明教与学的奋斗目标，这是教学评价的哪项功能

    A. 导向功能　　　　　　　　　　B. 调节功能

    C. 激励功能　　　　　　　　　　D. 鉴别功能

二、简答题

1. 请简述考核的方法及适用范围。
2. 请简述教师教学质量评价的内容。
3. 请简述试卷区分度的概念。

在线答题

三、论述题

论述影响临床能力评估的因素。

后 记

经全国高等教育自学考试指导委员会同意，由医药学类专业委员会负责高等教育自学考试《护理教育导论》教材的审定工作。

本教材由北京大学医学部孙宏玉教授担任主编，北京大学医学部郭记敏、温州医科大学董超群、南京医科大学嵇艳、徐州医科大学周芳、北京大学第三医院耿荣梅、温州医科大学徐天梦、苏州卫生职业学院姚娟参加编写。全书由嵇艳统稿。

本教材由中南大学唐四元教授担任主审，潍坊医学院孟庆慧教授参审，谨向他们表示诚挚的谢意。

全国高等教育自学考试指导委员会医药学类专业委员会最后审定通过本教材。

全国高等教育自学考试指导委员会
医药学类专业委员会
2023 年 12 月